Dr. med. Babak Bahadori

Mein Körper in Balance

Die sieben Stufen zum Gleich-Gewicht

Dr. med. Babak Bahadori

Mein Körper in Balance

Die sieben Stufen zum Gleich-Gewicht

VERLAGSHAUS DER ÄRZTE

the 7 steps to balance

Babak Bahadori. MD

www.aerzteverlagshaus.at

ISBN: 978-3-902552-31-0

Grafik-Design & Satz: Norberto Hernandez
Umschlag: malanda – buchdesign, Andrea Malek
Projektbetreuung: Michael Hlatky

Fotos, Porträtfoto des Autors von Sissi Furgler, Sportaufnahmen von Thomas Schauer, alle anderen Fotos vom Autor.

Druck: Ferdinand Berger & Söhne GmbH, 3580 Horn
Printed in Austria

Das Leben ist viel zu kurz, um auf seine angenehmen Seiten zu verzichten.

Dr. Babak Bahadori

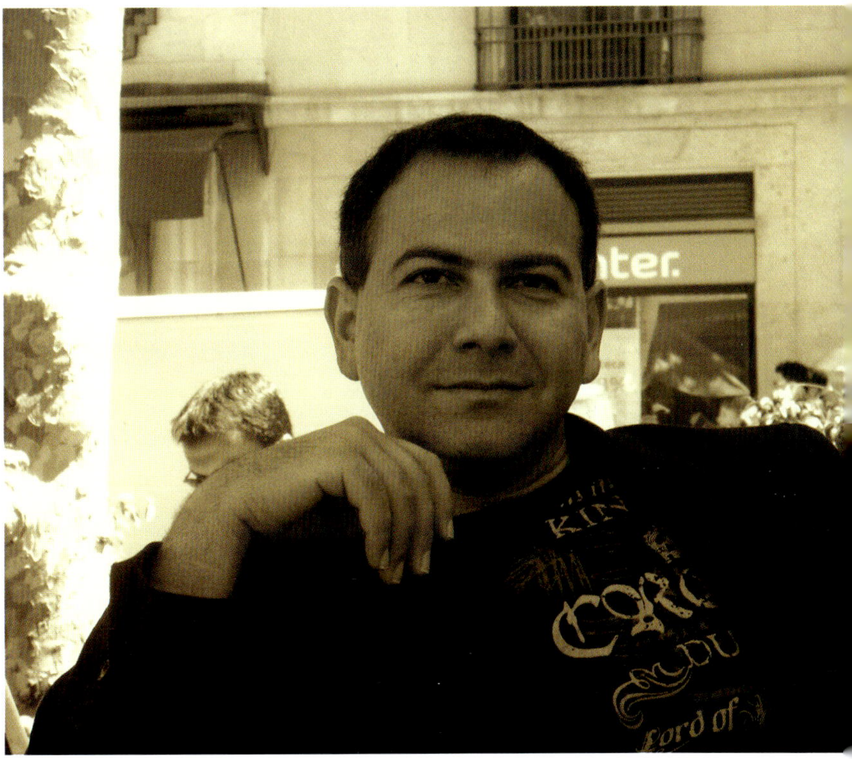

Inhalt

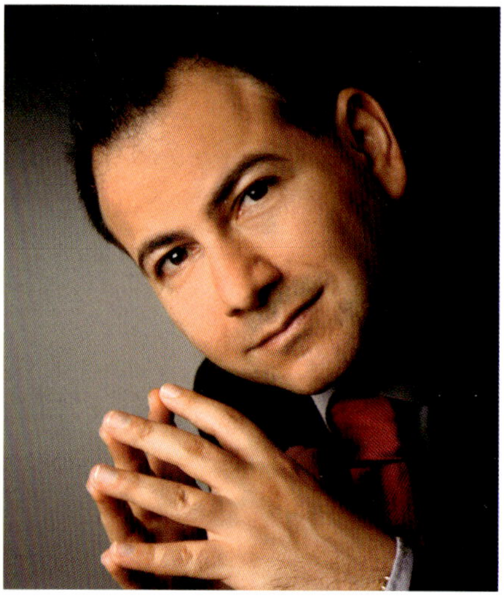

Dr. Babak Bahadori

Ein Wort zuvor

Ausgehend von meiner Tätigkeit an der Stoffwechselambulanz der Medizinischen Universität Graz, arbeite und forsche ich nun seit **15 Jahren** mit meiner Gruppe auf dem Gebiet der Stoffwechselerkrankungen mit dem Schwerpunkt **Übergewicht** (Adipositas).

Inzwischen leite ich meine eigene Stoffwechselambulanz und unser selbständiges Übergewichtsforschungszentrum arbeitet zusammen mit mehreren in- und ausländischen Universitäten.

Wir haben hunderten Patienten dabei geholfen, wieder ins Gleichgewicht zu kommen. Darum wurden wir gefragt, ob wir unsere gesicherten Erkenntnisse zum Thema „erfolgreich Abnehmen" nicht einem breiten Publikum näher bringen wollen. Denn bisher hatte ich persönlich zwar als Gast auf vielen internationalen Tagungen Vorträge gehalten und eine große Anzahl entsprechender Fachpublikationen veröffentlicht, mich aber nie an ein größeres Publikum gewendet.

Das holen wir mit dem vorliegenden Buch nun nach und sind inzwischen in der **fünften Auflage.**

Viele Menschen sind verunsichert und haben keinen Überblick mehr, was ihnen denn nun wirklich hilft. Sie haben zahlreiche Diäten hinter sich und die frustrierenden **Jo-Jo-Effekte** am eigenen Leib erfahren. Die erste Frage dieser diäterfahrenen Menschen gilt meistens dem Unterschied bei unserer Methode. Wie unterscheiden sich unsere Arbeit und unser Konzept von den allseits bekannten Diäten?

Anhand einer kleinen Geschichte möchten wir Ihnen nun schildern, wie unser Konzept zu verstehen ist:

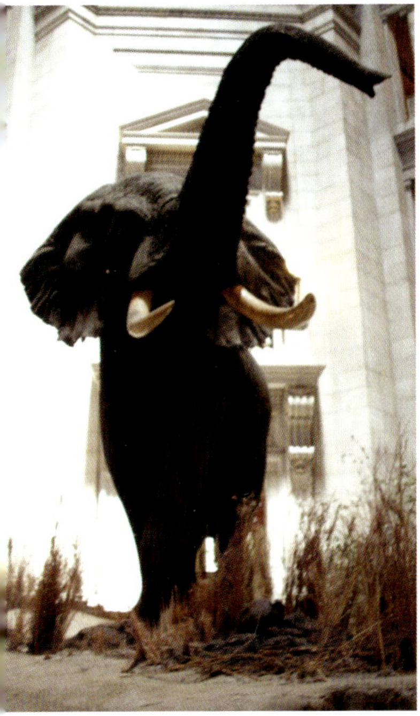

Eine persische Geschichte

Man hatte einen Elefanten zur Ausstellung bei Nacht in einen dunklen Raum gebracht. Die Menschen strömten in Scharen herbei. Da es dunkel war, konnten die Besucher den Elefanten nicht sehen, und so versuchten sie, seine Gestalt durch Betasten zu erfassen. Da der Elefant groß war, konnte jeder Besucher nur einen Teil des Tieres greifen und es nach seinem Tastbefund beschreiben. Einer der Besucher, der ein Bein des Elefanten erwischt hatte, erklärte, dass der Elefant wie eine starke Säule sei; ein zweiter, der die Stoßzähne berührt hatte, beschrieb den Elefanten als spitzen Gegenstand; ein dritter, der das Ohr des Tieres ergriffen hatte, meinte, er sei einem Fächer nicht unähnlich; der vierte, der über den Rücken des Elefanten gestrichen hatte, behauptete, dass der Elefant so gerade und flach sei wie eine Liege.

(nach Mowlana)

Um das im wahrsten Sinne des Wortes erdrückende Phänomen der Adipositas (krankhaftes Übergewicht) zu erfassen, haben sich die Forscher und Experten jeweils auf nur eine einzige Seite dieses Problems konzentriert. Wir verstehen es als unsere Aufgabe, die einzelnen Tastbefunde (einschließlich unserer eigenen) zu einem „praxisrelevanten" Elefanten zusammenzustellen.

Unsere Idee war es ein Konzept zu entwickeln, dessen Innovation aus der **Tradition** stammt. Heilkunde und Kunst wieder zur **Heilkunst** zu vereinen und damit Fakten und keine Fabeln zu produzieren. Auf diesem Wege wurden zuerst viele altbewährte Sitten und Gebräuche verschiedener Kulturkreise unter die wissenschaftliche Lupe genommen. Der erste Einfluss und entscheidende Schritt kam aus meinem eigenen Kulturkreis. Die Aussagen vieler orientalischer Ärzte (einschließlich meines Vaters) sind mir eingefallen, die betonten, wie erstaunlich gut viele Gläubige während des heiligen Monats Ramadan abnehmen, obwohl sie keine Diätvorschriften hatten, sondern nur an einen bestimmten Tagesrhythmus gebunden waren.
Weiters ist auch bekannt, dass es eine deutliche Reduktion der Risikofaktoren wie Bluthochdruck, erhöhte Blutfette etc. nach dem heiligen Monat Ramadan gibt.

Dies brachte uns auf die entscheidende Idee eines Essensrhythmus. Dieses Konzept wurde noch zusätzlich von den Kenntnissen anderer alter medizinischer Schulen wie z. B. die Traditionelle chinesische Medizin (TCM) bereichert. Die ernährungsmedizinischen Kenntnisse dieses Buches wie z. B. der **Glykämische Index** entsprechen dem neuesten und aktuellsten Forschungsstand der westlichen Schulmedizin, deren Schüler ich bin.
Zusätzliche Ergänzung für dieses Konzept soll uns die Kunst als eine der ältesten Heilquellen der Welt bringen.

Die folgenden Seiten zeigen Ihnen, wie Sie in vielen kleinen und darum einfachen Schritten, Stufe für Stufe, ihr Gewicht reduzieren können. Da wir wissen, dass es gar nichts bringt, nur in einzelnen Aspekten den Auslöser für „Übergewicht" zu sehen, stellen wir Ihnen in diesem Buch eine ganzheitliche Herangehensweise vor. Wir berücksichtigen nicht nur einzelne Körperfunktionen, sondern gehen auch auf Ihre jeweilige Lebenssituation ein und zeigen Ihnen, wie Sie durch minimale Änderungen in Ihrem tagtäglichen Leben viel erreichen können. Dass das ohne Verbote und Gebote möglich ist, wird Sie vielleicht erstaunen. Sie können sich auf den nächsten Seiten gerne davon überzeugen.

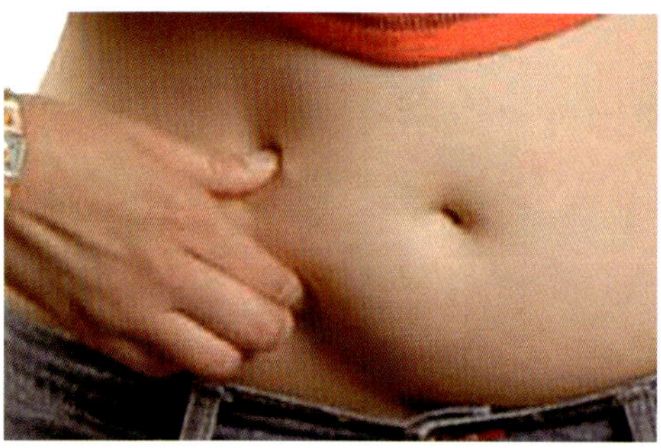

Sie haben ein paar Kilo zu viel auf den Hüften oder sind übergewichtig? Sie fühlen sich nicht wohl damit und wollen das ändern?
Niemand muss deswegen auf den Genuss im Leben verzichten! Ich habe nie den Satz verstanden dass, wer schön sein will, auch leiden muss.

Meine persönliche Meinung ist:
Das Leben ist viel zu kurz, um auf seine angenehmen Seiten zu verzichten! Das gilt für jeden Menschen, egal ob alt oder jung, klein oder groß, dick oder dünn.

Finden Sie nicht auch?
Wir haben in unserem Buch, so weit wie möglich, auf medizinische Fachausdrücke verzichtet und so anschaulich wie möglich beschrieben, um was es geht.
Ernährungswissenschaftliche Themen haben wir nur so weit aufgenommen, um komplexe Schritte unserer **„7 Stufen zum Gleichgewicht"** für Sie besser verständlich zu machen. Haben Sie keine Scheu, uns mitzuteilen, wenn Sie mit einzelnen Passagen Ihre ganz persönlichen Schwierigkeiten haben, denn durch Ihre Hinweise helfen Sie uns dabei, noch mehr Menschen wirklich helfen zu können.
Das ist unser Anliegen!

www.die7stufen.com

Wir haben in den vergangenen Jahren vielen Menschen zugehört, die zu uns gekommen sind und uns ihre ganz persönlichen Erfahrungen zum Thema Übergewicht berichtet haben:

- uns hat die junge Frau erzählt, wie sie nach der ersten Schwangerschaft wieder ihr Normalgewicht erreichen wollte und mit Diäten begann, die zum bekannten **Jo-Jo-Effekt** führten;
- uns hat der Mittvierziger beschrieben, dass er seinen Lebenswandel nicht verändert und trotzdem zugenommen habe,
- uns berichtete eine stark übergewichtige Frau verzweifelt von den vielen erfolglosen Diäten, die sie schon versucht habe,
- der erfolgreiche Jungunternehmer fragte uns, wie es kommen kann, dass er zugenommen habe, obwohl er weniger esse,
- Mütter erzählten uns, dass Ihre Kinder immer mehr zunähmen, obwohl sie doch eigentlich ganz normal kochen würden.

Wie viele, viele andere Menschen auch, standen diese beispielhaft genannten Personen, als sie zu uns kamen vor der Frage, was sie bloß tun könnten, um endlich die überzähligen Kilos wieder loszuwerden. Wir haben diesen Menschen zugehört, uns mit ihren ganz unterschiedlichen „Übergewichts-Biografien" auseinandergesetzt und haben in langjähriger, interdisziplinärer Zusammenarbeit einen erfolgreichen Ansatz entwickelt, von dem wir heute sagen können:
er funktioniert und abzunehmen braucht nicht schwer zu sein!

Das mag sich für Sie anhören wie einer von diesen billigen Werbeslogans, ist es aber nicht! Wir versprechen Ihnen nämlich nicht, dass Ihr Übergewicht wie das Blaue vom Himmel fällt, nicht, dass Sie in 28 Tagen 14 Kilo abnehmen, ohne uns dafür zu interessieren, was in den 28 Tagen danach passiert. Unser Körper ist keine Maschine und mehr als die Summe seiner Billionen von Zellen. Wir zeigen Ihnen in unserem Buch, wie bedeutsam ein mentales Gleichgewicht ist und wie Sie es erreichen können. Das machen wir einfach, verständlich und Stufe für Stufe, Schritt für Schritt.

Die indische Schriftstellerin **Roy** hat in einem ihrer Bücher beschrieben, dass wir Gott in den kleinen Dingen suchen sollten. Darum geht es: Wir können tatsächlich durch viele kleine Schritte mehr verändern als durch einen großen, an dem wir uns übernehmen. In diesem Buch geht es um diese vielen kleinen Schritte, mit denen wir unser Leben grundlegend verändern können. Das Spannendste daran ist, dass wir (wieder) genussvoll essen und trotzdem abnehmen können.

In diesem Sinne, und in der Hoffnung „eines Tages den ganzen Elefanten zu erfassen".

Dr. med. Babak Bahadori
(Graz im Sommer 2008)

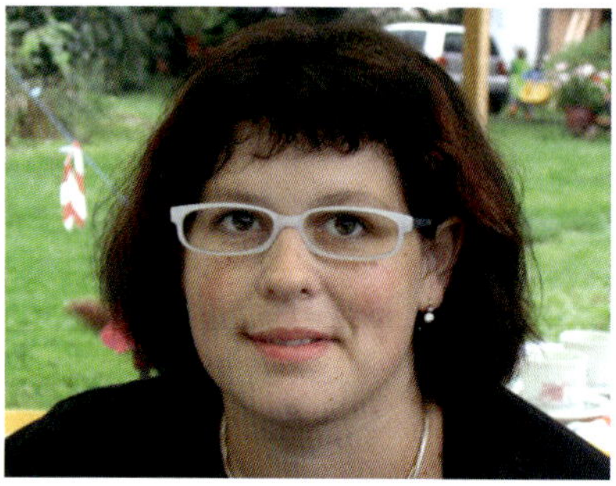

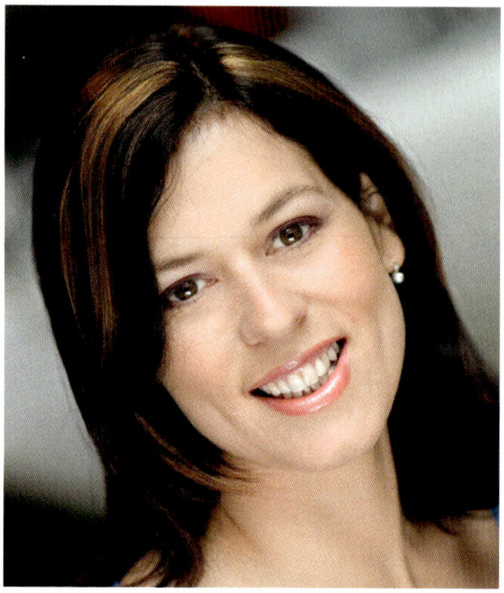

Koautorin Iris Pestemer-Lach
Bild links: Das war ich im Jahre 2002
Bild rechts: Das bin ich heute.

Plötzlich hat die Qual ein Ende

von der Koautorin Iris Pestemer-Lach

Vor 17 Jahren hatte ich zum ersten Mal das Gefühl: Ich bin zu dick. Wer hatte das noch nicht in seinem Leben? Eine Freundin empfahl mir eine Saftkur – eine Woche habe ich dann nur Obst- und Gemüsesäfte getrunken und dadurch wunderbar fünf Kilo abgenommen. Ein Jahr später hatte ich **zehn Kilo mehr** als zuvor. Jedes Jahr hatte ich bessere Einfälle, wie ich am besten zu meiner Traumfigur kommen könnte. Und jedes Jahr nahm ich ein wenig zu.

Auch so genannte Schlankheitsinstitute brachten nur so lange Erfolg, so lange ich mich ganz konsequent an die jeweiligen Regeln hielt. Entweder durfte ich keine Kohlenhydrate essen, oder kein Fett oder ich sollte beides essen, aber auf gar keinen Fall zusammen…

Vielen von Ihnen wird dies alles bekannt vorkommen.

Auch als ich jedem Lebensmittel Punkte zuordnete und nur eine bestimmte Anzahl davon aß, habe ich abgenommen – zumindest in der Zeit, als ich konsequent war – und ich war konsequent! Aber sobald ich mit den Einschränkungen aufhörte und „normal" lebte, nahm ich wieder zu.

Ich befand mich in einem Teufelskreis aus einer ständigen Beschäftigung mit dem Essen, die zur völligen Frustration führte.

Nach zwei Schwangerschaften hatte ich dann meinen persönlichen Gewichtszenit erreicht. Ich begann mich und meinen Körper zu **hassen,** fühlte mich wertlos und schuldig dafür, mich nicht selber im Griff zu haben. Ich begann es zu vermeiden, in Gesellschaft zu essen – ich konnte die Blicke der anderen nicht mehr ertragen. Ein Eis auf offener Straße zu essen, wäre für mich undenkbar gewesen. Was würden meine Mitmenschen von mir denken? Andererseits fand ich das Leben so ungerecht. Ich bin eine Genießerin und liebe es, gut zu essen, ein Glas Rotwein zu trinken und in geselliger Runde zu tafeln. Warum sollte mir das verwehrt sein?

Ich hatte sämtliche Diäten durch, wollte mir aber auf gar keinen Fall eine Zukunft vorstellen, die mir jeglichen Genuss verbot. Durch einen Zufall bekam ich die erste Auflage dieses Buches in die Hände. Schon beim ersten Durchlesen wusste ich: **Das ist es.** Ich fühlte mich persönlich angesprochen und hatte ein Gefühl, als ob ich auf Gold gestoßen wäre. Nur das, was ich hier in den Händen hielt, war wertvoller als Gold, denn es ging um meine Gesundheit, um mein Leben.
Du darfst genießen, iss bis du satt bist und gönne dir etwas, tu dir was Gutes.

Das alles war mir schon jahrelang nicht mehr bekannt. Und umso mehr half mir dieses Buch. Natürlich hatte ich Rückfälle. Aber ich fühlte mich verstanden und war nicht allein. Durch die gute Begleitung wurde ich immer wieder aufgefangen. Inzwischen habe ich mich gewichtsmäßig halbiert und unterstütze Dr. Bahadori bei seiner Arbeit.

Es gibt einen Weg

Er führt über viele kleine Schritte zu Ihnen selbst und Sie haben Ihn mit dem Buch gerade in Ihrer Hand. Heute ist mir alles völlig klar und ich kann mit ganz einfachen Tricks eine Gewichtszunahme verhindern. Erst jetzt weiß ich, wie viel Lebensenergie ich habe. Ich habe keine Angst mehr vor einem Vier-Gänge-Menu und ich genieße es. Aber nicht nur das Essen, sondern jeden Augenblick meines neu erworbenen Lebens. Ich mache Dinge, die mir vor drei Jahren noch unvorstellbar vorgekommen wären. Ich mache Yoga, liebe Nordic-Walking, gehe Eislaufen, fahre wieder Schi.
Und versuche viele Menschen zu erreichen um ihnen zu zeigen:
Es ist möglich!

Ein paar Kilos zu viel oder richtiges Übergewicht sind kein Schicksal, mit dem man sich abfinden muss. Ich weiß genau, wie groß die Verzweiflung sein muss, bevor man sich entschließt den ersten Schritt zu tun. Aber dann bemerkt man: Ich habe nichts zu verlieren außer die (paar) Kilos zu viel.

Haben Sie keine Angst. Sie sind nicht allein, und wir begleiten Sie auf Ihrer Reise in ein neues Lebensgefühl. Wie ich mich verändert habe, können Sie auf den Bildern sehen.

Für Ihre Reise zu sich selbst, wünsche ich Ihnen von ganzem Herzen alles Gute!

Ihre
Iris Pestemer-Lach

Seit ich diesen Text geschrieben habe, sind schon wieder zwei Jahre vergangen. Zwei Jahre, in denen sich viel getan hat.
Haben Sie sich eigentlich schon einmal überlegt, was aus all diesen „Vorher-Nachher-Menschen" in diversen Werbeeinschaltungen der Diätindustrie geworden ist? Jeder Mensch, der viele Diäten hinter sich hat, weiß aus eigener Erfahrung, dass oftmals das Abnehmen nicht das Schwierigste ist. Das Gewicht zu behalten ist viel schwieriger. Nach jeder Diät habe ich mir geschworen - das war meine letzte, denn ich nehme nie mehr zu. Leider ist es mir nie geglückt - oder Gott sei Dank -, sonst hätte ich vielleicht nie an diesem Buch mitgearbeitet.

In den letzten zwei Jahren ist es mir immer mehr ein Anliegen geworden, so viele Menschen wie möglich mit unserem Konzept zu erreichen und ihnen zu helfen. Unzählige E-Mails habe ich inzwischen beantwortet und in etlichen 7-Stufen-Kursen selbst als Trainerin mitgearbeitet. **Adipositas** ist ein spannendes Thema und ich bin schon sehr tief eingetaucht, ich möchte weiter lernen und für Sie meine Erfahrungen auf diesem Gebiet sammeln.

Ach ja, und falls es Sie interessiert, ich mache mir keine Sorgen mehr, jemals wieder zuzunehmen, **ich sehe nach wie vor so aus, wie in der 3. Auflage.**

Diese Leute haben es auch geschafft ...

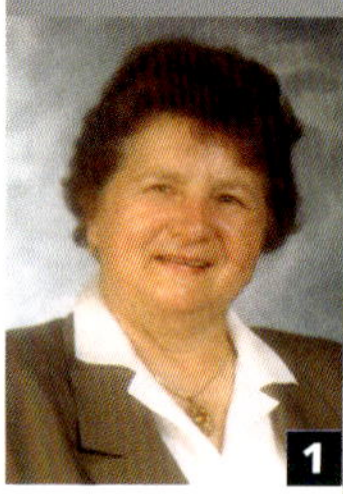
1

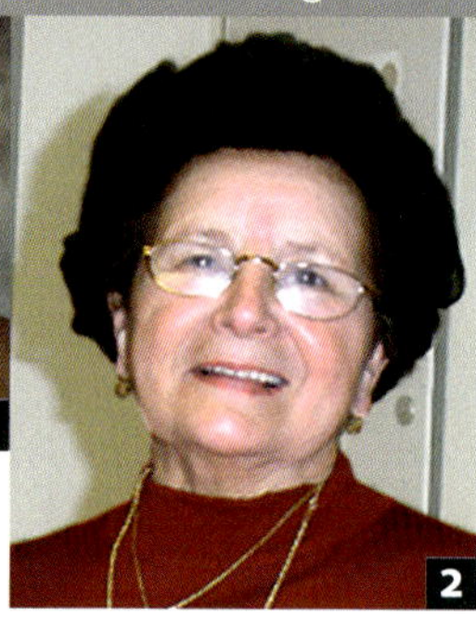
2

Berta Paier

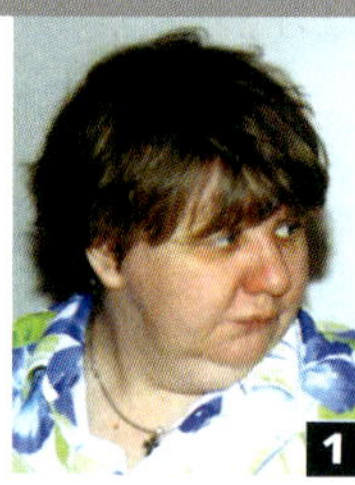
1

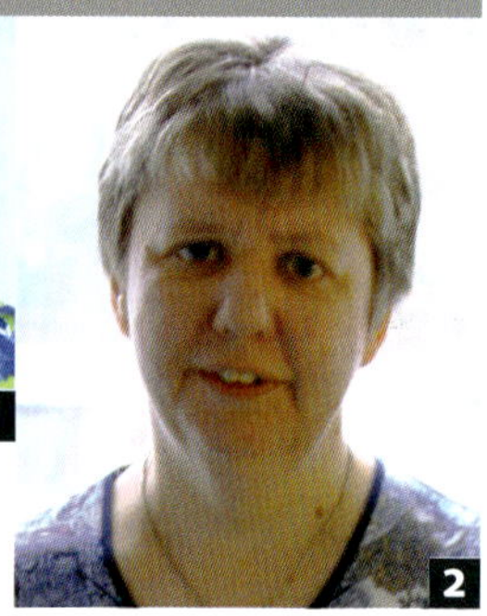
2

Maria Erlacher

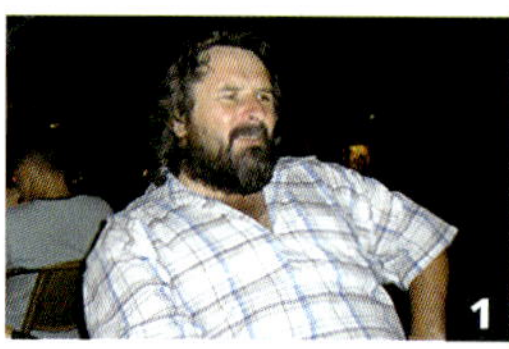
1

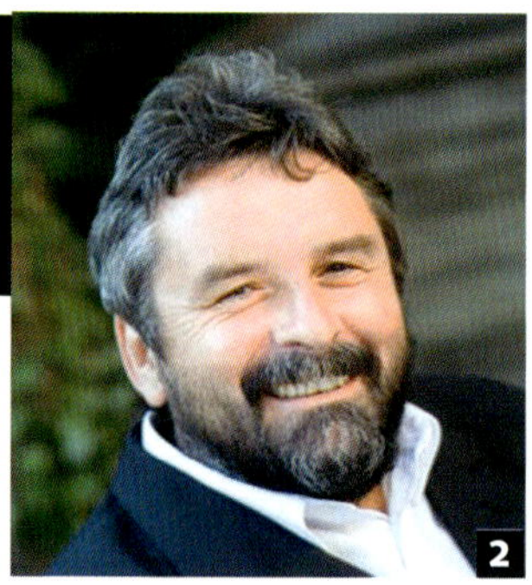
2

Desmond Doyle

1 = *vorher*
2 = *nachher*

Warum Diäten keinen Sinn machen

Im 21. Jahrhundert entwickelte sich das Übergewicht zu einer weltweiten, und kulturübergreifenden Katastrophe für die menschliche Gesellschaft. Die WHO spricht im Zusammenhang mit dieser Krankheit von der **größten Epidemie der menschlichen Geschichte.**

Es gibt Länder, in denen mehr als die Hälfte der Bevölkerung übergewichtig ist. Übergewicht ist heute längst nicht mehr ein Problem der reichen Industrienationen, sondern die Krankheit verbreitete sich mit einer rasanten Geschwindigkeit auch in vielen Entwicklungsländern.

Die Frage, die sich natürlich stellt, ist ganz einfach: **warum?**

- Warum ist bald jeder Zweite übergewichtig?
- Warum vor allem erweckt es den Anschein, als würden wir dieser Problematik nie Herr werden?

Dabei erscheint die Antwort so einfach. Das Übergewicht soll ja eine Frage der Energiebilanz sein. Man muss ganz einfach **weniger essen** und nimmt ab.
Aus dieser scheinbar logischen Überlegung heraus, ist auch die Standardtherapie des 20. Jahrhunderts entstanden - nämlich die **Kalorienreduktion.**
Kalorienreduktion in 1000 verschiedenen Variationen und Versionen. Von der Null-Diät bis zu extrem kalorienreduzierten Kuren mit 600 kcal, oder quasi lockeren FdH-Methoden – der Tenor war immer der gleiche – „Weniger essen!"

Die Idee war immer: Weniger essen bedeutet abnehmen!

Genau das ist auch das Hauptproblem, die Ursache allen Übels! All diese Jahre haben wir eine einfache Tatsache vergessen: Der Mensch ist einfach **keine Maschine** und folgt daher auch nicht hundertprozentig den Gesetzen der Thermodynamik.

Wenn wir weniger essen, reguliert sich unser Verbrauch, der so genannte **Grundumsatz,** nach unten.
Vereinfacht dargestellt: Je weniger wir essen, umso wirtschaftlicher arbeitet unser Körper. Das Ergebnis daraus, wir fangen mit einer Diät an und nehmen ein paar Monate gut damit ab. Dann bleibt das Gewicht stehen und schließlich und endlich kommt es zum so genannten **„Jo-Jo-Effekt".** Alles an Gewicht, das wir verloren haben, nehmen wir wieder zu und darüber hinaus noch ein paar Extra-Kilos. Wer kennt das nicht?! Wie oft haben Sie das selbst schon probiert?! Von extremen Hungerkuren, bis hin zum Kalorienzählen und fünf kleinen Mahlzeiten mit der Endstation „Jo-Jo-Effekt" und jeglichem Verlust der Lebensqualität.
Seien wir alle einmal ehrlich zu uns selbst, was hat uns ein Jahrhundert voller Diätvorschläge – oder besser gesagt – ein Jahrhundert der fünf kleinen Mahlzeiten gebracht? Schlichtweg eine Welt, in der die Menschen noch nie so dick waren wie jetzt. Bei all dem großen Forschungs-

aufwand auf diesem Gebiet hat man auf eine ganz essentielle Tatsache vergessen – nämlich wo der Ursprung unserer Ernährung in der Vergangenheit liegt.
Die Entwicklung des menschlichen Körpers ist in den letzten 50.000 Jahren nur in **kleinen Schritten** weiter gegangen. Das heißt, wir haben in all den vergangenen Jahren unserer Entwicklung vergessen, dass während uns unser Geist in atemberaubender Geschwindigkeit durch die Zeit gebracht hat und wir bald den Mond besiedeln werden, unser Körper bei weitem nicht mit unserem Geist Schritt gehalten hat:

Wir haben immer noch den Körper unserer Vorfahren, die wir als Urmenschen bezeichnen.

Der Körper hat im Laufe der Entwicklung gelernt, weniger zu verbrennen, wenn es weniger zu essen gegeben hat. Daher haben unsere Vorfahren auch lange Winterzeiten überleben können. Das bedeutet aber absolut nicht, dass die Urmenschen weniger gegessen haben, sondern dass das Leben für sie ein Pendeln zwischen Fasten und Feste feiern war. Das heißt, wenn diese Urmenschen eine Zeit lang Hunger erleiden mussten – Nahrungsvorräte hat es ja nicht gegeben –, haben sie bei der nächsten Jagdbeute so viel wie möglich gegessen. Das Leben war geprägt durch einen Rhythmus von Zeiten, in denen sie nichts gegessen hatten und Zeiten, in denen sie im Überfluss lebten.
Genau dieser Rhythmus war einer der ersten **Opfer unserer Modernisierung.** Statt einer schönen, genussvollen Mahlzeit nach einem harten Arbeitstag, essen wir heute fünf bis sechs kleine, lieblose, stressvolle Snacks. Essen wird nicht mehr zelebriert sondern nur mehr als Mittel zum Zweck gesehen. Dieser Urregelkreis ist genau das, was wir wieder herstellen wollen.

Dieses Buch ist kein Diätbuch

Wenn Sie es in der Erwartung gekauft haben, irgendwelche Diätpläne zu finden, **schlagen Sie es bitte wieder zu.**
Dieses Buch ist eine Anleitung zu einer Lebensstil- und Lebensinhaltsänderung, wobei wir paradoxerweise mit Änderung nichts Neues, sondern viel mehr eine Rückkehr zu unseren Wurzeln meinen. Sie werden sicher staunen, wie tief greifend das Wort **Rückkehr** für Sie sein wird. In diesem Sinne vergessen Sie alles, was Sie bisher über **Diäten** gehört oder gelesen haben und begeben Sie sich mit uns auf die Reise zu Ihren Wurzeln.

Wichtiger medizinischer Hinweis: Wenn Sie unter Begleiterkrankungen wie z.B. Bluthochdruck, Diabetes oder Herz-Kreislauferkrankungen leiden und Medikamente einnehmen müssen, konsultieren Sie bitte Ihren Hausarzt oder Ihre Hausärztin, bevor Sie mit dem 7–Stufenkonzept beginnen.

Der Tag, an dem meine Schwester starb

von Inge Schmideler

Ich wurde gemeinsam mit meiner Zwillingsschwester in den Teenager-Jahren von dieser Krankheit befallen. Es folgten eine endlose Reihe von Diäten und Diätversuchen und unser Gewicht stieg und stieg. Im Herbst 2002 erfuhren wir durch eine österreichische Ärztin, die damals in der Schweiz arbeitete, zum ersten Mal vom 7–Stufenprogramm von Dr. Bahadori, das wir unbedingt und als letzte Rettung durchführen wollten.
Dann starb plötzlich meine Schwester an einer Lungenembolie und Herzversagen, was ohne Zweifel auch mit ihrem Körpergewicht zusammenhing.

Zuerst brach eine Welt für mich zusammen. Doch dann spürte ich langsam eine Kraft, die stärker war als die Verzweiflung, nämlich der Glaube, dieser heimtückischen Krankheit den Kampf ansagen zu können.

Mein nächster Weg war dann nach Graz, wo ich am 7-Stufenprogramm teilnahm.
Heute, mit 70 Kilogramm (mehr als 80 Liter) weniger Fett und einem Bauchumfang, der um 80 cm kleiner geworden ist, bin ich ein völlig neuer Mensch. Alle meine gesundheitlichen Probleme existieren nicht mehr und manchmal kommt mir mein vorheriges Leben fast unwirklich vor, wenn nur nicht jeden Tag der Verlust meiner Schwester so spürbar wäre.

Mit meiner Gewichtsabnahme und dem aktiven Kampf gegen diese heimtückische Krankheit, wollte ich meiner Schwester ein Denkmal setzen. Am Beispiel meines Lebens gelang es mir, viele andere Menschen zu motivieren, ihr Schicksal selbst in die Hand zu nehmen.

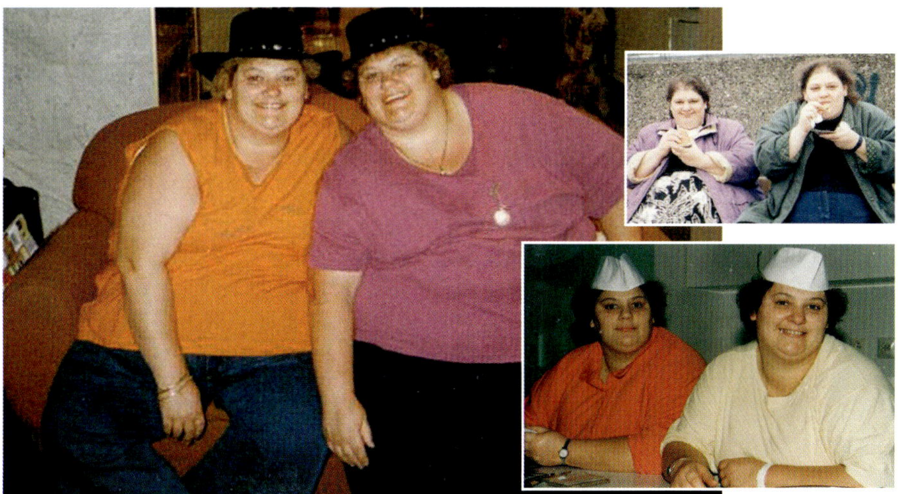

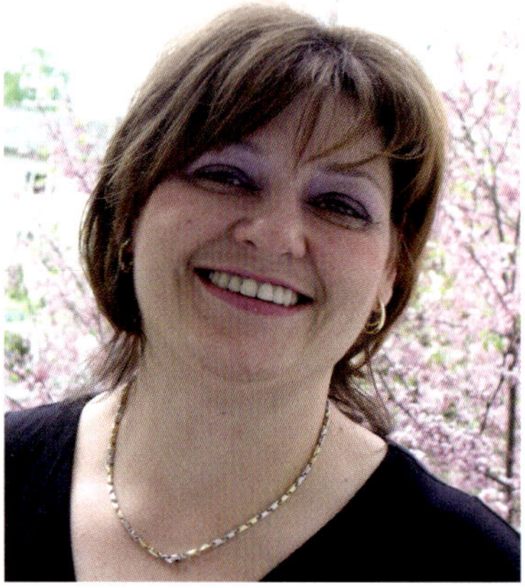

Inge Schmideler heute

Und nun wende ich mich durch diese Zeilen an Sie!

Glauben Sie mir, niemand weiß es so wie ich, welche Höllenqualen man als übergewichtiger Mensch durchmacht. Ich weiß, was es heißt, in einer Welt zu leben, in der man überhaupt nicht verstanden wird. Und dennoch gilt es immer wieder aufzustehen, um neu zu beginnen.

Dieser Neustart kann sogar jetzt erfolgen, wo Sie diese Zeilen lesen, und nicht morgen.

Machen Sie den 7-Stufenprogramm Leitspruch zu Ihrem Lebensmotto:

Denn die Zukunft beginnt jetzt!

Inge Schmideler

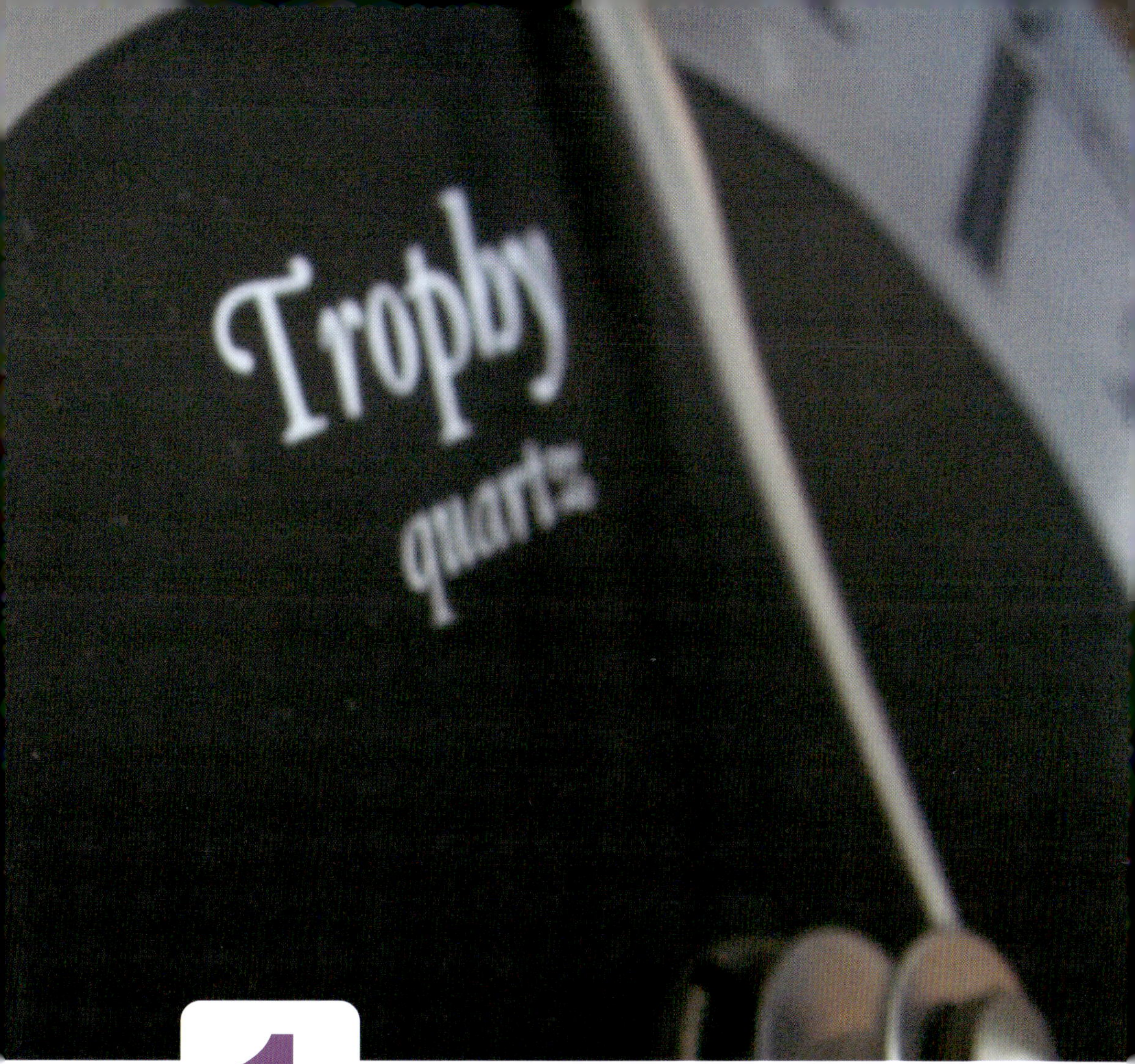

1

Finde Deinen Biorhythmus

Stufe 1 - Teil 1

Es ist höchste Zeit für einen anderen Umgang mit unserer Lebenszeit. Höchste Zeit für Entschleunigung. Gefährlichstes Trendwort der letzten Jahre, war **„Zeitmanagement".** Es vermittelt zwar, dass wir unsere Tage durchstrukturiert und nach Prioritäten geordnet haben, aber es behandelt Zeit als Ressource, die es auszubeuten gilt. Viel wichtiger wäre es den Umgang mit unserer Zeit zu verändern, um dadurch mehr Gelassenheit und Lebensqualität zu gewinnen.

Schwimmen wir wieder mit dem Zeitfluss und nicht gegen ihn an, wir spüren doch alle was passiert. Beim Versuch dem Tag in 24 Stunden 48 zu nehmen, entsteht **Disharmonie** und in der Folge **Stress.**

Vergessen Sie nicht die Gegenwart, das Leben passiert im Hier und Jetzt. Es findet gerade statt, nicht in der Vergangenheit oder in der Zukunft. Wenn wir mit unserer Aufmerksamkeit in der Gegenwart sind, können uns mögliche zukünftige Probleme nicht irritieren.

„Cross the bridge when you come to it".

Das permanente Grübeln, die Furcht vor eventuellen zukünftigen Problemen lähmt uns und nimmt die Energie für die Gegenwart. Umgekehrt gedacht: Wer permanent der guten, längst vergangenen Zeiten nachtrauert, verpasst das Glück in der Gegenwart. Für unser Konzept bedeutet das, denken Sie nicht daran, ob Sie den Rhythmus morgen einhalten können, oder ärgern Sie sich nicht

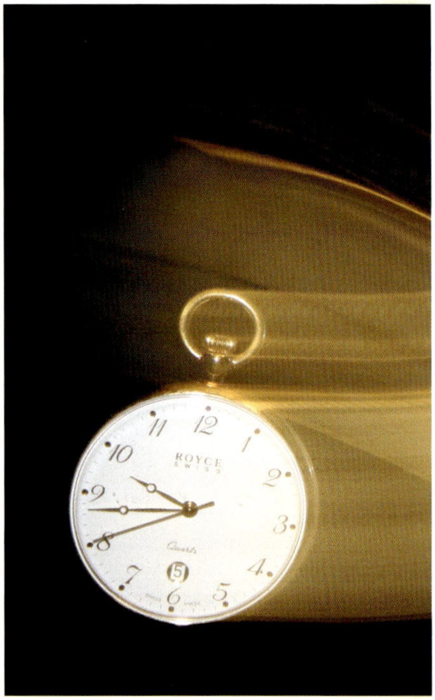

über einen vergangenen Tag, an dem es nicht gelungen ist. Heute zählt, und gerade heute gelingt es Ihnen! Wer vergessen hat den Augenblick zu genießen, kann es auch dann nicht mehr, wenn er es sich vorgenommen hat.

Wir versuchen Genuss zu planen, schieben ihn vor uns her, wie einem Esel die Karotte.

Es hilft nichts, sich das ganze Jahr auf 14 Tage Urlaub zu freuen, wenn ich das Morgenrot auf dem Weg zur Arbeit übersehe. Die Blumen am Wegesrand mögen ja eine arg abgedroschene Metapher sein, aber seien wir uns ehrlich, wann hatten wir das

letzte Mal Zeit für sie?
Machen wir uns Glücksmomente wieder bewusst und Sie werden sehen, beim nächsten Ärger oder Frust daran gedacht, helfen sie diese leichter zu überstehen. Geben wir der Zeit Qualität und vergessen wir nicht, alles ist Entwicklung.

Jedes Ding hat seine Zeit – wir Menschen versuchen das immer stärker zu ignorieren. Die Natur hat ein halbes Jahr eingeplant, bis aus einer Blüte ein saftiger Apfel geworden ist. Der Mensch möchte Reifungsprozesse immer mehr abkürzen – der natürliche Rhythmus ging so verloren. Bei Obst und Gemüse bedeutet das Verlust von Geschmack und Inhaltsstoffen, für unser Leben bedeutet das Verlust von Qualität.
Ungeduld ist der größte Stolperstein auf unserem Weg zum Gleichgewicht. Aus der Entwicklungsperspektive sieht die Welt ganz anders aus. Vertrauen wir uns der Zeit, unserer persönlichen Zeit an und versuchen wir nicht, sie zu manipulieren.

Der wichtigste Punkt im Umgang mit der Zeit, ist der **Rhythmus.** Alles auf der Welt ist natürlichen Rhythmen unterworfen – Jahreszeiten, Ebbe und Flut oder Tag und Nacht. Freiwillig und unfreiwillig haben wir uns von diesem Rhythmen entfernt und arbeiten nachts, oder essen Weintrauben im Winter. Die Rhythmik muss wieder erlernt werden, das Gefühl dafür kommt mit der Zeit. Es braucht Freiräume um seinen Rhythmus zu finden. Nicht das Ticken der Uhr strukturiert dann unser Leben sondern die jeweilige Situation.
Es wird also nicht gegessen, weil es 12 Uhr geschlagen hat sondern weil man den Hunger wieder spürt. Stundenpläne und Arbeitszeiten können eine sinnvolle Hilfe im Leben sein, dürfen dieses aber nicht dominieren. Sie sind Mittel zum Zweck, aber auch nicht mehr. Schaffen Sie sich wieder uhrzeitfreie Räume, in denen eigene Bedürfnisse, wie Hunger, Müdigkeit oder Unternehmungslust spürbar werden.

Sie werden sehen, es gelingt Ihnen dann auch sicher viel leichter Ihren Essensrhythmus zu finden, wenn Sie wieder spüren lernen, wann der Hunger da ist.

Der Rhythmus der Zeit

„Die Seele ist gesund, wenn sie nicht chaotisch ist, sondern ihrem inneren Rhythmus entspricht“, sagte ein Kirchenvater aus dem 4. Jahrhundert.

„Rhythmus ist Freiheit im Gesetz der Ordnung“, sagt ein Zeitforscher von heute.

Rhythmus kommt von **rythmizo,** was soviel heißt wie: etwas in ein Zeit- und Ebenmaß bringen, es gehörig ordnen. Die Wissenschaft ist sich heute vollkommen einig, dass der Rhythmus eine wesentliche Komponente des menschlichen Seins ausmacht. Denken wir nur an unseren inneren Zeitrhythmus, den Biorhythmus und wie schwer sich dieser manipulieren lässt. Mehr als **150 biologische Rhythmen** hat die Medizin beim Menschen bereits festgestellt. Der Zeitforscher Geißler meint dazu **„er dynamisiert und gliedert die Zeit, zerteilt sie aber nicht - wie der Takt dies tut".**

Der heute herrschende Zeitnotstand hängt nämlich mit der Entrhythmisierung unserer Zeit zusammen. Verlassen wir unseren persönlichen Rhythmus, führt das zur Maßlosigkeit, zur **Hybris** wie die Griechen sagen, und die schadet uns. Bereits am Tempel von Delphi stand auf der Rückseite sinngemäß:
Von nichts zu viel – so alt ist diese Erkenntnis bereits.

Alle zeitlichen Lebensvorgänge unterliegen einer komplizierten zeitlichen Ordnung.

„Jeder der mit dem Lebendigen umgeht, es studiert oder gar in Lebensvorgänge eingreifen will, muss daher deren zeitliche Organisation mit der gleichen Sorgfalt kennen und berücksichtigen."

Zitat: Prof. Dr. Gunther Hildebrandt,
Prof. Dr. Maximilian Moser,
Prof. Dr. Michael Lehofer
aus dem Buch: Biologische Rhythmen, Medizinische Konsequenzen

Dieses oben erwähnte Zitat, erläutert eine der wichtigsten Säulen in unserem **7-Stufenkonzept.** Denn wenn der Mensch als Lebewesen verschiedenen zeitlichen Rhythmen unterliegt, müssen auch unsere Verdauung, Stoffwechsel, Hormonhaushalt und letztendlich unsere Gewichtsreduktion einen Rhythmus haben. Das bedeutet: In unserem Körper muss es Zeiten geben, in der wir die zugeführte Nahrung **besser verbrennen** und wiederum Zeiten, in der unsere Nahrung **gespeichert wird.**

Wie sieht das in der Praxis aus?

Der Schlüssel zum Erfolg ist **das Insulin.** Insulin ist das Hormon der Bauchspeicheldrüse, das nach jedem Essen ausgeschüttet wird, um hauptsächlich den Zuckerstoffwechsel zu regulieren.
Aber so wichtig dieses Hormon auch für uns ist, so problematisch wird es, wenn unser Körper zu viel davon produziert. Denn Insulin **hemmt** und **stoppt** gleichzeitig die **Fettverbrennung** in unserem Körper. Das führt dann dazu, dass unser Körper Fett ansetzt.

Denken Sie daran, Insulin ist das Hormon, das uns mästet!

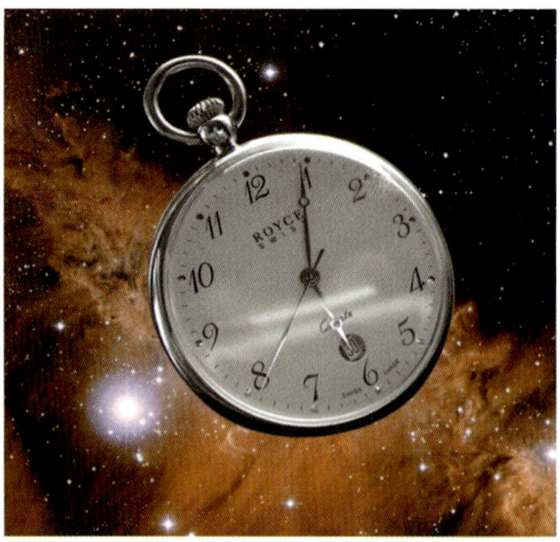

Alles im Universum ist natürlichen Rhythmen unterworfen.

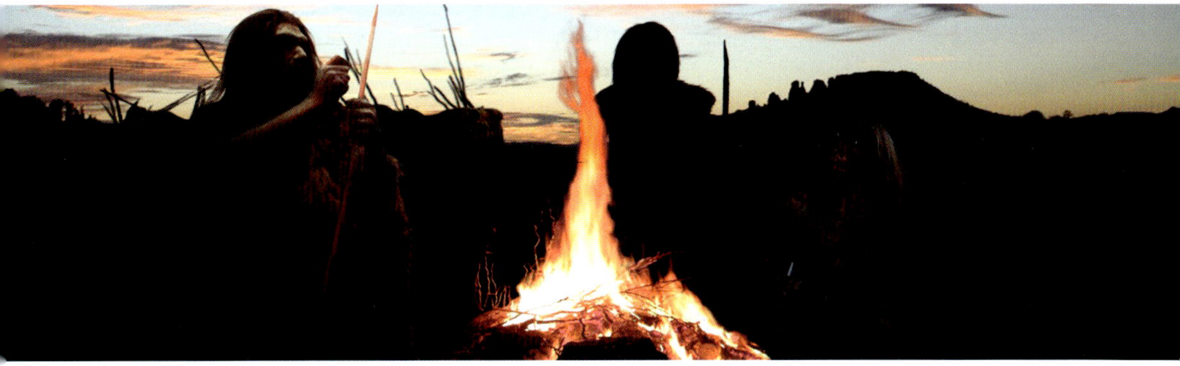

Das schönste ist, habe ich meinen Feind erkannt, kann ich ihn bekämpfen, wobei das in unserem Fall kein Kampf, sondern ein Wiederherstellen einer natürlichen Ordnung ist. Wir müssen wieder unseren **natürlichen Lebensrhythmus** finden. In all den Jahren unserer Entwicklung haben wir vergessen, wie hoch entwickelt wir auch immer sein mögen, der Körper den wir zur Verfügung haben, ist noch immer derselbe den unsere Vorfahren hatten.

Körperlich haben wir uns seit dem Urmenschen nicht wesentlich weiterentwickelt.

Der Lebensinhalt dieser Menschen war die Suche nach Nahrung und die Jagd. Vorräte konnten sie nicht anlegen. Wenn sie endlich erfolgreich Nahrung gefunden hatten und essen konnten, haben sie nicht gewusst, wann der Zeitpunkt der nächsten Nahrungsaufnahme sein wird. Also haben sie **so viel wie möglich** zu sich genommen, um wieder die Kraft für Jagd und Nahrungssuche zu haben.

Vielleicht haben Sie gerade jetzt dieses **„Aha-Erlebnis"** und die Erkenntnis, wo unser Problem liegt. Im Gegensatz zu unseren Vorfahren haben wir den ganzen Tag und wenn wir wollen auch die Nachtzeit, um an Nahrung zu kommen. Dieses Überangebot und die Möglichkeit, den ganzen Tag zu essen, macht uns dick.
Der Urmensch hat maximal zwei Mahlzeiten am Tag zu sich genommen. Diese Frequenz müssen wir ebenfalls einhalten, wenn wir den ursprünglichen Regelkreis wiederherstellen wollen. Sie sehen also, eigentlich führen wir gar keine Lebensstiländerung durch, sondern gehen zurück zu unseren Wurzeln. Die natürliche Ordnung wird wieder hergestellt. Denn wenn ich alle zwei bis drei Stunden Essen zu mir nehme, kommt es jedes Mal zu einer Insulinausschüttung und damit zu einem automatischen Stopp der Fettverbrennung. Lege ich jetzt aber eine Fastenphase ein, befinde ich mich sozusagen auf der Jagd. Ich bringe damit einen Essensrhythmus in mein Leben und erzeuge dadurch eine bessere Fettverbrennung. Es wird damit, unabhängig von der Kalorienmenge die

wir uns zuführen, eine Gewichtsreduktion erzielt.
Diese Erkenntnis, die durch mehrere wissenschaftliche Studien bestätigt wurde, ist eigentlich die Jahrtausende alte Erfahrung fast aller Kulturen. Denken Sie daran, es gibt kaum eine Religion und Kultur, wo der Begriff **Heilfasten** – Fasten zum Klären und Reinigen von Körper und Geist – nicht vorkommt.

Heraus um sechs, Frühstück um zehn, Dinner um fünf, zu Bett um zehn, schenkt dir Jahre zehnmal zehn.

(ein englischer Reim aus dem 10. Jahrhundert)

Wie wichtig das Fasten für unseren Körper ist, veranschaulicht ein ganz einfaches Beispiel:

Wenn Sie mit dem Auto auf der Autobahn fahren und alle 200 Kilometer auftanken, sehen Sie nie die Tankkontrolle aufleuchten. So geht es auch unserem Körper!
Unser Tank ist **die Leber,** das Organ in unserem Körper, welches unsere Energiereserven speichert. Erst wenn dieser Speicher leer ist, muss sich der Körper seine Energie aus dem Reservetank, unseren Fettdepots, holen. Die Energiereserven in unserer Leber reichen drei bis vier Stunden. Essen wir jetzt alle drei bis vier Stunden, füllen also den Tank immer wieder auf, bleiben die Fettreserven liegen wo sie sind **– und genau das wollen wir verhindern!**
Vergessen Sie nicht, der Tank muss leer werden und das erreichen wir indem wir eine Fastenzeit einhalten, in der unser **„Leberakku"** leer wird und wir unserem Körper Zeit geben, seine Energie aus unseren Fettreserven zu holen.
Die Fastenphase ist die Zeit, in der sich unsere Körper, salopp ausgedrückt, von sich selbst ernährt. So lange Ihre persönliche Fastenphase andauert, dürfen Sie nichts essen.
Trinken Sie in dieser Zeit nur Getränke ohne Zuckerzusatz. Auch auf Light-Getränke sollten Sie verzichten. Ein Zuckerl/Bonbon kann den Effekt der Fastenphase für Stunden beenden.
Fastenphase, Fastenzeit sind vielleicht Ausdrücke, die Sie ein bisschen abschrecken werden, aber wir möchten Ihnen auf den nächsten Seiten erklären, wie Sie Ihren Körper durch diese einfache Methode wieder zu Höchstleistungen im Stoffwechselbereich bringen.

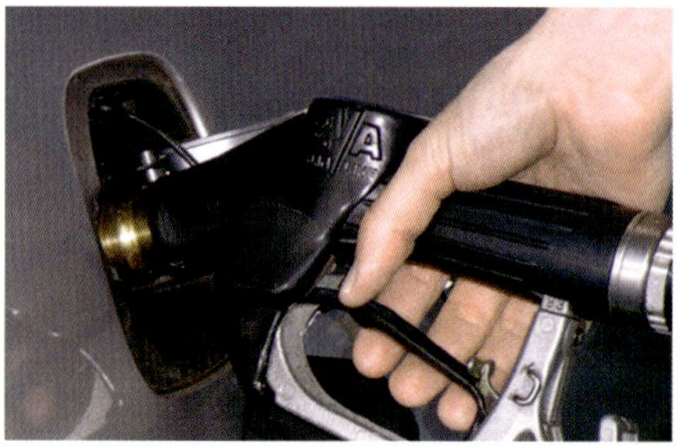

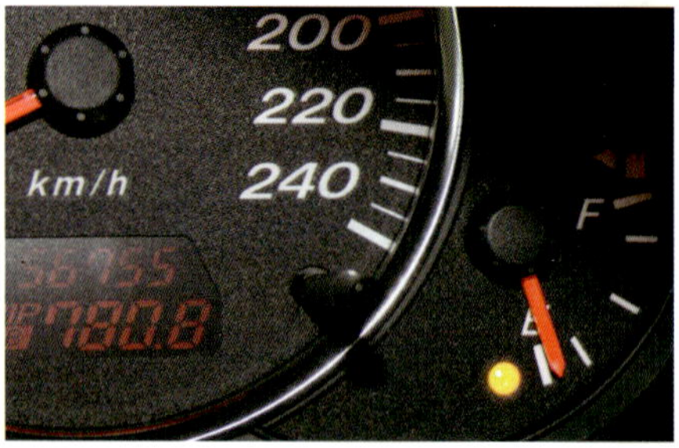

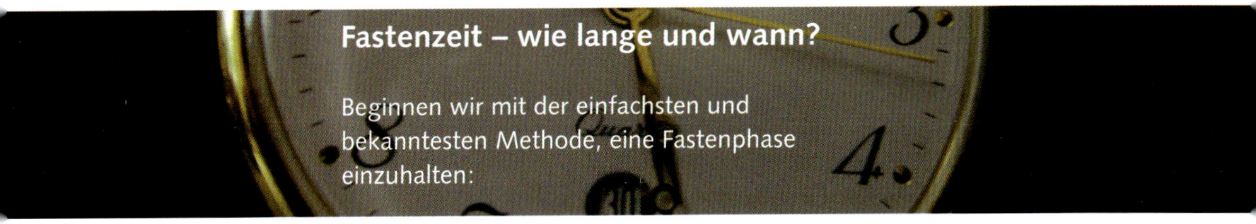

Fastenzeit – wie lange und wann?

Beginnen wir mit der einfachsten und bekanntesten Methode, eine Fastenphase einzuhalten:

RHYTHMUS 1

Der einfachste Weg für die Durchführung des ersten Fastenrhythmus ist, nach spätestens **17 Uhr** nichts mehr zu essen.
In Europa kennen wir diesen Fastenrhythmus seit langer Zeit dem Namen **„Dinner cancelling".** Wenn Sie sich für diese Form entscheiden, dann halten Sie eine Fastenphase von 14 bis maximal 16 Stunden über Nacht ein. Das bedeutet in die Praxis umgesetzt, Sie essen Ihre letzte Mahlzeit spätestens um 17 Uhr und am nächsten Tag Ihr Frühstück ab sieben Uhr morgens.

Wir wissen aber aus Erfahrung, dass es nicht immer möglich ist, auf das Abendessen zu verzichten. Zum einen gibt es sehr viele Abendmenschen – für Sie ist das Abendessen der schönste Abschluss eines anstrengenden Tages –, zum anderen, wer von uns verzichtet gerne auf ein gemütliches schönes Abendessen am Freitag oder Samstagabend. Und was machen wir im Urlaub? Diese Erfahrung aus unserer Praxis hat uns zum ersten Mal auf die Idee eines Biorhythmus gebracht. Nach jahrelanger Forschung haben wir einen bestimmten Stundenrhythmus für Abend- und Morgenmenschen herausgefunden.

RHYTHMUS 2

Etwas kürzer, nämlich 12 Stunden fällt Ihre Fastenphase aus, wenn Sie sich für den zweiten Rhythmus entscheiden. Nach unseren letzten Untersuchungen wissen wir nämlich, dass auch eine **12-stündige** Fastenphase tagsüber ausreicht, um die Fettverbrennung anzuregen. Wenn Sie ein Frühstück benötigen und gerne am Abend essen, dann können Sie Ihre Fastenphase auch über den Tag einhalten.
Sie frühstücken um sieben Uhr in der Früh und können nach 12-stündiger Fastenphase ab 19 Uhr abends wieder essen.

(bitte umblättern)

RHYTHMUS 3

Wenn Sie eher ein Abendmensch sind, der sein gepflegtes Abendessen nach 17 Uhr benötigt, dann halten Sie ebenfalls eine **14 – 16stündige** Fastenphase ein und frühstücken Sie später, oder lassen das Frühstück mit dem Mittagessen zusammenfallen. Sie nehmen also ein Abendessen zu sich, das keinen Ihrer kulinarischen Wünsche offen lässt und beenden es z.B. um 20 Uhr. Dann halten Sie über Nacht Ihre Fastenphase ein und essen das nächste Mal ab zehn Uhr vormittags.

Das schöne an unserem Konzept ist, dass wenn Sie sich einmal für einen Rhythmus entschieden haben, das noch lange nicht bedeutet, dass Sie immer dabei bleiben müssen.

Wir sind keine Maschinen und funktionieren nicht immer gleich, also kann sich auch unser **Rhythmus ändern.** Unter der Woche sieht ein Tagesplan oft ganz anders aus als am Wochenende. Sie können sich unter der Woche für den Morgenrhythmus entscheiden und am Abend fasten. Am Wochenende möchten Sie aber gerne am Abend essen, denn Sie haben eine Einladung oder selbst Gäste im Haus – kein Problem: Halten Sie Ihre Fastenphase über Tag ein und genießen Sie am Abend Ihr vier Sterne Menü.

Am einfachsten beschreibt ein Satz die Basis unseres Konzeptes:

Zwei mal essen und den Rest vergessen!

Mit diesem Satz stellt sich die Frage nach einer Zwischenmahlzeit nicht mehr. Wenn Sie zweimal am Tag mit Genuss essen und sich auch genügend Zeit dafür nehmen, wird Sie der Hunger dazwischen nicht mehr überfallen.

Wie bei allen Änderungen im Leben kann es sein, dass Sie am Anfang kleine Probleme beim Einhalten Ihrer Fastenphase haben werden. Wir haben die häufigsten Probleme unserer Programmteilnehmer zusammengefasst und für die kleinen Einstiegsschwierigkeiten Lösungen gefunden bzw. kleine „Tricks und Tipps" entwickelt, wie Sie die Fastenphase leichter durchführen können.

Aus Erfahrung wissen wir, dass sich der Körper nach ungefähr **zwei Wochen** umgestellt hat und Sie es sich kaum mehr vorstellen können, keine Fastenphase einzuhalten. Ich verrate es Ihnen jetzt schon **– sollen Sie auch nicht.**

Am Anfang ist es sicher ein bisschen schwer die Fastenphase einzuhalten, da der Körper noch nicht an eine Essenspause gewöhnt ist.

Denken Sie aber daran, wenn Sie Ihre Fastenphase erfolgreich eingehalten haben, können Sie sich reichlich und genussvoll mit einer Mahlzeit belohnen.

Ohne Diätvorschriften, ohne Verbote

Es dauert, bis der Körper zu seinem normalen, natürlichen Rhythmus zurück findet. Also verzweifeln Sie bitte nicht, wenn es Ihnen nicht von Anfang an gelingt Ihre Fastenphase einzuhalten. Denken Sie daran, es zählt jeder Tag an dem es Ihnen gelungen ist. Man wendet oft das „Alles oder Nichts Prinzip" an, wenn man Änderungen in seinem Leben vorhat. Genau das möchten wir verhindern. Feiern Sie die kleinen Siege und denken Sie daran, mit jedem Tag an dem es Ihnen gelungen ist die Fastenphase einzuhalten, sind Sie Ihrem Ziel näher gekommen!

Versuchen Sie sich abzulenken: Erinnern Sie sich eigentlich noch daran, wann Sie das letzte Mal im Kino waren? Machen Sie Spaziergänge, genießen Sie eine Massage, legen Sie sich bei Kerzenschein und Musik in die Badewanne, werden Sie kreativ in Ihren Ideen, wenn es darum geht Ihre Gedanken vom Essen abzulenken.

Wenn man Übergewicht hat, dreht sich alles ums Essen. Wann, wo, was und wie viel darf ich essen und ständig hat man ein schlechtes Gewissen dabei. Das ist ein Relikt aus Ihrer Vergangenheit, weil es keine Verbote mehr gibt. Ab nun wissen Sie, dass Sie nur Ihre Fastenphase einhalten müssen und anschließend essen und genießen können, worauf Sie gerade Lust haben.

Einer der wichtigsten Grundsätze in unserem Programm lautet:

Essen mit Kultur, Genuss und ohne Schuldgefühle macht schlank!

Genuss am Essen galt für übergewichtige Menschen über ein Jahrhundert lang als **Sünde** und war verpönt. Wer abnehmen will, so hatte es geheißen, muss hungern. Aber genau das war der Fehler! Ein gesunder Körper spürt Hunger, wenn ein Energiebedarf da ist und sobald dieser gedeckt ist, setzt das Gefühl der Sättigung ein. Wenn Sie die Fastenphase erfolgreich eingehalten haben und dann nach der Beendigung Ihrer Fastenphase ein gepflegtes Essen zu sich nehmen, werden Sie bemerken, dass Ihr Sättigungsgefühl bis zur nächsten Mahlzeit anhält. Es ist ganz wichtig wieder ein angenehmes Sättigungsgefühl kennen zu lernen. Ein Großteil der übergewichtigen Menschen erlaubt sich keine schöne Mahlzeit, die mit Genuss und in aller Ruhe eingenommen wird, weil sie fast schon verinnerlicht haben, **man darf das nicht.** Stattdessen essen Sie acht bis neunmal am Tag Kleinigkeiten wie Äpfel, Jogurts oder Müsliriegel.

Ein anderer Teil kennt das Gefühl der Sättigung nicht mehr und lebt – um es in den Worten einer Programmteilnehmerin auszudrücken – **zwischen hungern und angegessen sein.** Daher lassen Sie sich

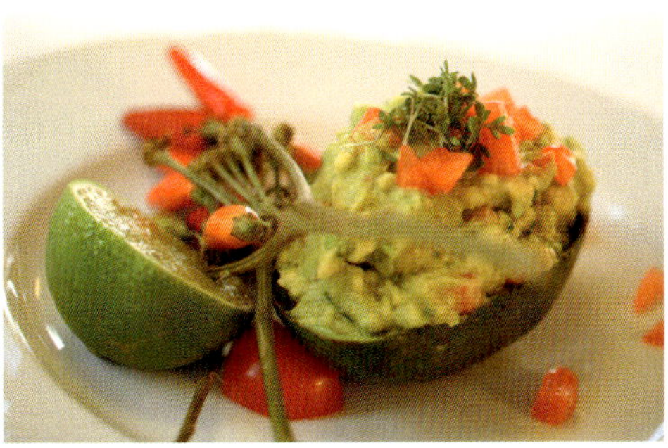

Zeit beim Essen. Zwei wunderbar ausgiebige Mahlzeiten nach Ihrer Fastenphase, bei denen Sie essen können was Sie möchten und so lange und mit Genuss bis Sie satt sind, geben Ihnen 1000 mal mehr Energie für Ihren Alltag als die vielen Kleinigkeiten, die Sie früher über den Tag verteilt gegessen haben. Das ist Ihr neuer Rhythmus und jeden Tag spüren Sie mehr, wie gut er Ihnen tut. Damit Sie den Effekt der Fastenphase noch verstärken können, haben wir hier noch „Spezialtipps" für Sie.

1. Viel Trinken

Denken Sie daran, dass das Trinken von kalorienfreien Flüssigkeiten viel Energie verbraucht, denn der Körper kann nur unter Energieverbrauch Flüssigkeiten ausscheiden. Je mehr Wasser bzw. kalorienfreie Flüssigkeiten Sie zu sich nehmen, desto mehr Energie muss Ihr Körper aufwenden, um die zugeführten Flüssigkeiten wieder auszuschneiden.
Ein weiterer positiver Effekt ist: Je mehr Sie trinken, desto weniger Hunger haben Sie. Dadurch vermeiden Sie Hungerattacken. Mehr zur Heilkraft des Wassers erfahren Sie in **Stufe 5.**

2. Mehr Alltagsbewegung

Die richtige Bewegung zur Fettverbrennung behandeln wir in einem eigenen Kapitel. In der zweiten Stufe unseres Buches werden Sie ausführlich über die Grundzüge der Bewegungstherapie und –lehre informiert. Erinnern Sie sich noch an Ihre Vorfahren, die denselben Körper hatten wie Sie? Unsere Ahnen legten im Alltag ca. 50 Kilometer zurück, heute kommt der Mensch im Schnitt auf 500 Meter. Versuchen Sie wieder in die Nähe dieser 50 Kilometer zu kommen. Übertrieben werden Sie jetzt denken, dass ist unmöglich – nicht wenn Sie, so wie bei allen Stufen unseres Konzeptes versuchen jeden Tag Ihr Bestes zu geben und besser zu sein als am Vortag.
Vorweg unser wichtigster Grundsatz:
Jeder Schritt zählt!
Nehmen Sie sich nichts Unmögliches vor, sondern versuchen Sie jeden Tag ein paar Schritte mehr in Ihrem Alltag unterzubringen. Wir empfehlen Ihnen sich einen einfachen Schrittzähler in einem Sportartikelgeschäft zu kaufen, der Ihre tägliche Bewegung erfasst. Schreiben Sie die Anzahl Ihrer getätigten Schritte jeden Abend auf und versuchen Sie, die Schrittanzahl jeden Tag etwas zu steigern.
Unterschätzen Sie nicht die paar Schritte, die Sie zusätzlich am Tag machen! Es geht nach dem Prinzip: **„Steter Tropfen höhlt den Stein".**

Denken Sie daran, ein paar hundert Schritte mehr am Tag, bringt bis zu 100 Kilometer mehr in einem Jahr!

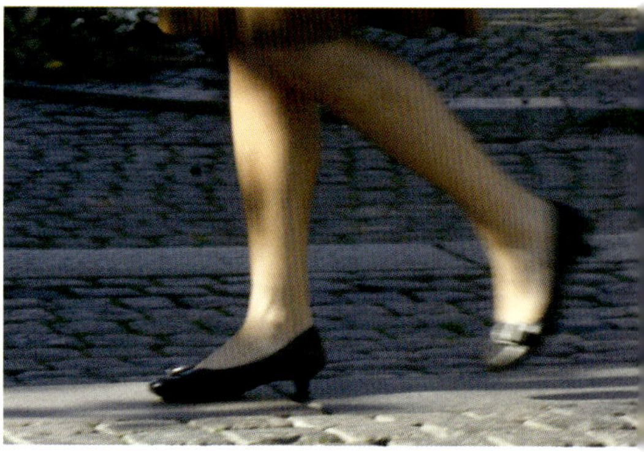

Um Ihnen einen besseren Überblick über die Einhaltung Ihrer Fastenphase zu ermöglichen, haben wir für Sie im Anhang unseres Buches ein Uhrenmodell beigefügt, welches Sie sich kopieren können. Markieren Sie den Beginn und das Ende Ihrer Fastenphase mit zwei Uhrzeigern. Z.B.: Abendessen um 17 Uhr, danach Beginn der Fastenphase. Frühstück um sieben Uhr am nächsten Tag als Ende der Fastenphase. Je nachdem, für welchen Rhythmus Sie sich entschieden haben, kontrollieren Sie, ob Sie Ihre 12stündige Fastenphase über Tag, oder Ihre 14 – 16-stündige Fastenphase über Nacht eingehalten haben. Unter der Uhr ist ein Kästchen und in dieses tragen Sie dann Ihre täglichen Schritte ein, damit Sie sich nicht nur auf Ihr Gefühl verlassen müssen, ob Sie jeden Tag genug Bewegung in Ihrem Alltag untergebracht haben.

3. Der Rhythmus unserer Vorfahren

Durch das Einhalten Ihrer Fastenphase werden Sie nach einiger Zeit ein Hunger– und Sättigungsgefühl erleben.

Essen Sie mit Genuss und vor allem langsam. Hören Sie genau in dem Moment zu essen auf, in dem Sie ein angenehmes Sättigungsgefühl verspüren.

Verzichten Sie auch auf kleine Naschereien und Zwischenmahlzeiten, wenn die Fastenphase vorbei ist. Die zweite Mahlzeit des Tages werden Sie dann umso mehr genießen.

Belasten Sie Ihren Körper nicht mehr als notwendig und verwöhnen Sie ihn so viel wie möglich.

Jeder Schritt zählt!

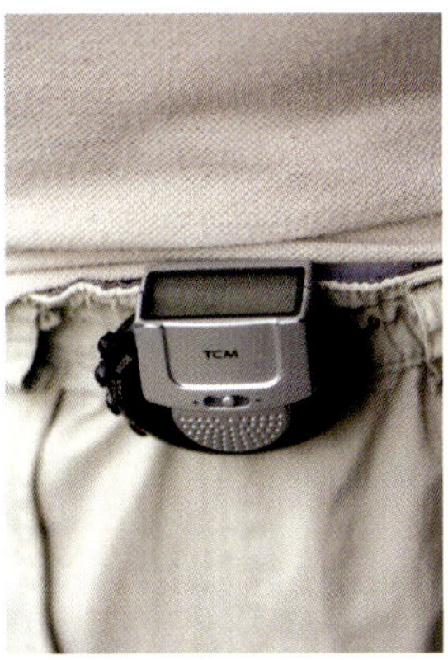

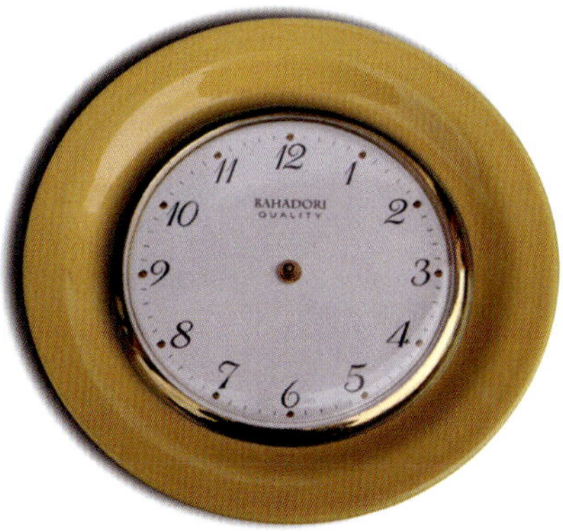

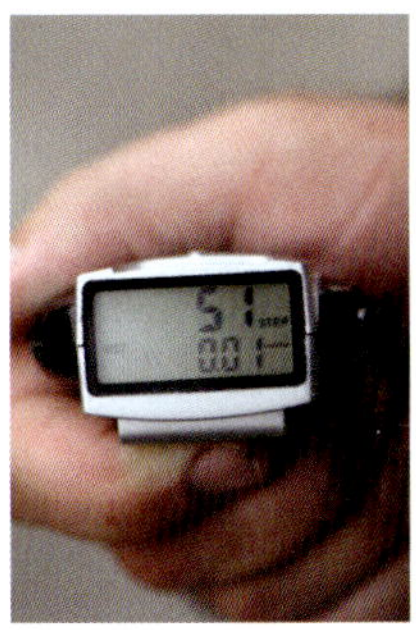

Wir wünschen viel Erfolg und Spaß bei „Stufe 1 - Teil 1" unseres Konzeptes.
Bitte schlagen Sie Ihr Buch an dieser Stelle zu und lesen Sie erst in 14 Tagen weiter.

Liebe(r) Leser(in), Sie haben die ersten 14 Tage Ihres Lebens wieder in Ihrem natürlichen Rhythmus verbracht. Merken Sie schon wie viel mehr Energie Sie besitzen? Lassen Sie uns noch einmal die wichtigsten Punkte aus dem ersten Teil wiederholen:

1 Finde Deinen Biorhythmus

12 Stunden Fastenzeit in der Wachphase. 14 – 16 Stunden Fastenzeit in der Schlafphase und danach belohnen Sie sich mit einer guten, genussvollen Mahlzeit. Denken Sie nicht an die Kalorien, die Sie zu sich nehmen und haben Sie kein schlechtes Gewissen, wenn Sie essen. Denken Sie an unser Motto:

Essen mit Kultur, Genuss und Muse macht schlank und fit.

Nehmen Sie nach Beendigung Ihrer Fastenphase nie mehr als zwei Mahlzeiten ein.

Verzichten Sie auch nach der Fastenphase auf die vielen kleinen Zwischenmahlzeiten. Ein gesunder Körper spürt Hunger und Sättigung zum richtigen Zeitpunkt. Verbieten Sie sich nichts, aber hören Sie dann mit dem Essen auf, wenn das angenehme Gefühl des Sattseins eingetreten ist und vermeiden Sie ein Völlegefühl. Die Nahrungsmengen, die nach dem Einsetzen des Sättigungsgefühles zugeführt werden, werden vom Körper als Fett gespeichert. Sättigung ist das Signal des Körpers – ich brauche kein Essen mehr.

2 Jeder Schritt zählt

Damit meinen wir keine täglichen Übungen, sondern die Erweiterung des täglichen Bewegungsflusses.

Neueste wissenschaftliche Studien haben gezeigt, dass einer der Gründe, warum manche Menschen alles essen können und nicht zunehmen, ihr sehr hoher Bewegungsgrad im Alltagsleben ist.

„Ein Mensch in Bewegung nimmt nie zu."

3 Trinke so viel wie möglich

Sie haben sicher gemerkt, wie hilfreich es ist, so viel wie möglich zu trinken, weil dadurch Hungerattacken vorgebeugt werden können.

Trinken hat darüber hinaus aber noch einen anderen nützlichen Effekt:

Kalorienfreies Trinken verbraucht nämlich Energie.

Damit der Körper zwei bis drei Liter Wasser ausscheiden kann, verbraucht er immerhin 300 – 400 Kilokalorien, also eine ganze Menge.

Darüber hinaus schwemmen wir durch regelmäßiges Trinken Fettabbauprodukte aus unserem Körper, die sonst Kopfschmerzen, Übelkeit oder Mattigkeit erzeugen würden.

Durch diese relativ einfach durchführbaren kleinen Schritte haben Sie wieder den **Urmenschen** in sich geweckt.

Der Ur-Mensch gegen den Uhr-Menschen

Der Einklang von Körper und Seele

Wir alle kennen das Gefühl, das der tägliche Trott mit seinen mechanischen Einteilungen mit sich bringt. Wie ein Hamster im Rad drehen wir uns im Kreis und bemerken gar nicht, dass wir eigentlich auf der Stelle treten. Durch die täglichen Sorgen und den Stress, der in unserer Gesellschaft schon zum guten Ton gehört, sind wir aus dem inneren Gleichgewicht gekommen. Das Problem ist aber: **Ist der Stresspegel zu hoch, kann ich nicht abnehmen.**

Das ist eine Tatsache, soll aber keine Ausrede sein. Wie in der ersten Stufe führt uns die Lösung unsers Problems wieder zu unseren Vorfahren. Hormone, die in einer Stresssituation ausgeschüttet werden, waren für den Urmenschen überlebenswichtig. Bei Gefahr wurde er dadurch bereit für den Kampf oder die Flucht. Nicht lange nachdenken sondern reagieren, nach diesem Prinzip führte er sein Leben.

In Stresssituationen der heutigen Zeit gelten die gleichen Prinzipien. Der Unterschied zu unseren Ahnen besteht nur darin, dass wir selten vor unserer Arbeit weglaufen oder unseren Chef verprügeln können! Die natürlichen Stressabbaumechanismen „Kampf" bzw. „Flucht" gingen verloren. Stress ist an und für sich eine lebensnotwendige Sache für uns. Z.B. beim Gespräch mit einem Vorgesetzten kann erhöhte Wachsamkeit durchaus von Vorteil sein.

Wir können Stress nicht vermeiden, aber wir können lernen, besser mit Stress umzugehen.

Übergewichtige Menschen sind oftmals **Stressesser.** Wenn Stresshormone ausgeschüttet werden und wir essen z.B. Schokolade, beruhigt sich unser Körper relativ schnell. Nach dem Essen der Schokolade bekommen wir ein schlechtes Gewissen, das wiederum Stress erzeugt.

Diesen Teufelskreis wollen wir durchbrechen, denn je stressresistenter wir werden, desto besser funktioniert die Fettverbrennung in unserem Körper. Die folgenden Entspannungsübungen sollen Ihnen dabei behilflich sein.

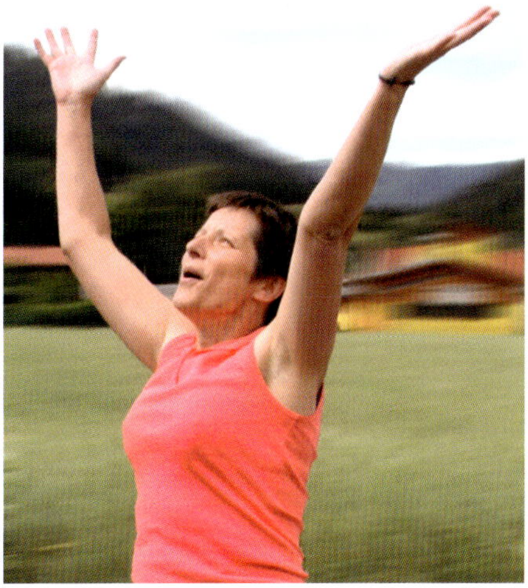

*Zusammengestellt von Univ. Prof. Dr. Hans Tilscher und SOS Körper

Entspannungsübungen

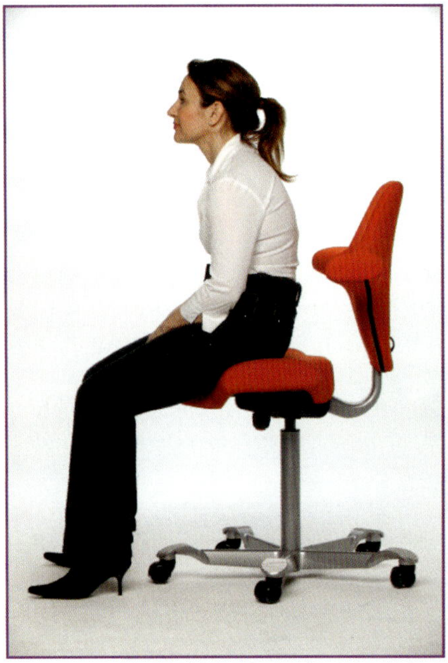

Aufrechter Sitz

Die Voraussetzung für die nächsten Übungen ist ein aufrechter Sitz. Dazu stehen beide Füße fest am Boden, Gesäßmuskel anspannen und die Sitzknochen zueinander ziehen. Versuchen Sie, Ihre Wirbelsäule als Ganzes zu strecken, der Hinterkopf ist der höchste Punkt und die Augen schauen geradeaus.
Im Bild: **vorher** (links), **nachher** (unten).

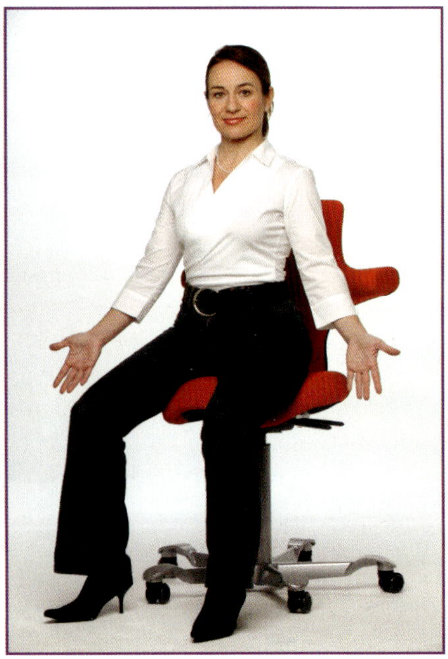

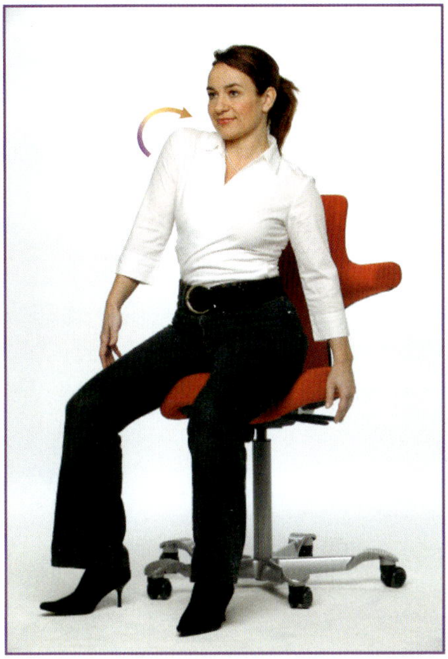

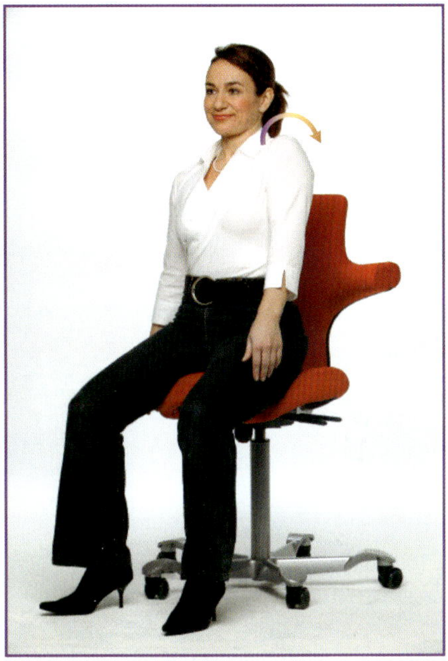

Schulterkreisen

Diese ist eine der besten Übungen für zwischendurch. Setzen Sie sich aufrecht hin. Beginnen Sie langsam mit einer Schulter rückwärts große Kreise zu beschreiben. Dann mit der anderen Seite. Anschließend mit beiden Schultern rückwärts kreisen, aber nacheinander. Dabei soll sich auch die Brustwirbelsäule richtig gut mitbewegen! Mindestens eine Minute lang, dabei wird die Durchblutung der Nackenmuskulatur gefördert und die Brustwirbelsäule beweglicher.

Kopfstütze

Versuchen Sie während der ganzen Übung so aufrecht wie möglich zu sitzen, beide Füße fest am Boden. Jetzt schieben Sie Ihren Hinterkopf nach oben, die Augen schauen geradeaus. Verschränken Sie die Finger auf dem Hinterkopf und ziehen Sie beide Ellenbogen nach hinten. Bei dieser Übung darf sich die Kopfstellung nicht verändern. Bleiben Sie sechs Sekunden in dieser Stellung, atmen und entspannen – vier bis fünf mal wiederholen.

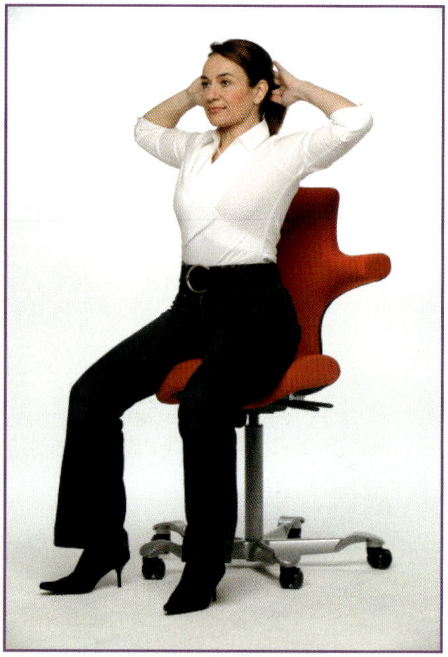

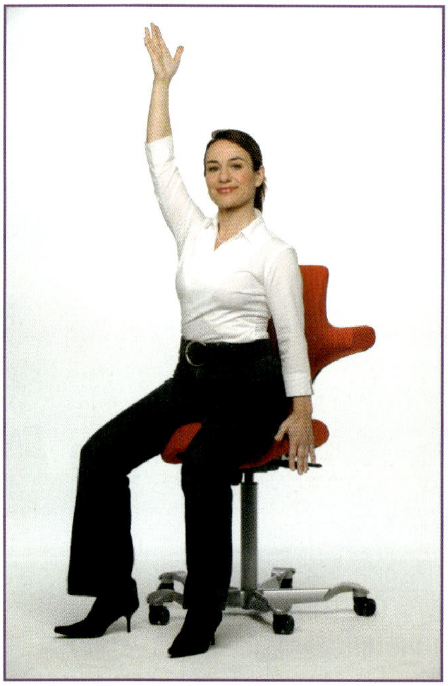

Kraft und Dehnung für den Nacken

Während der ganzen Übung bleibt die Wirbelsäule aufrecht und die Gesäßmuskulatur aktiv. Ein Arm wird nach oben neben den Kopf, der andere nach unten in Richtung Fuß gestreckt und in die Länge gezogen, als ob jemand an den Fingern zieht. Sechs Sekunden die Spannung halten, normal atmen und dann beide Arme wechseln – fünf mal jede Seite.

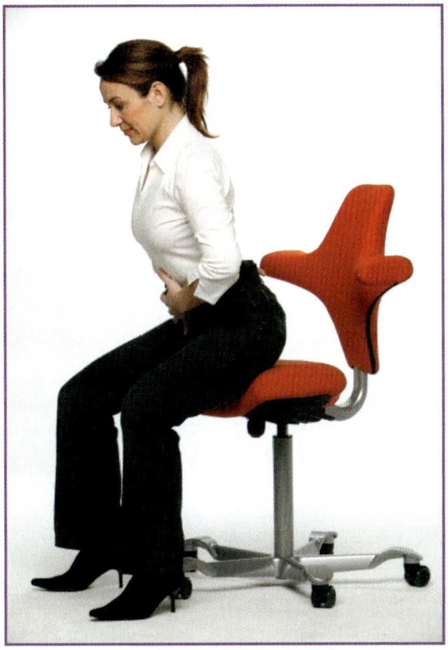

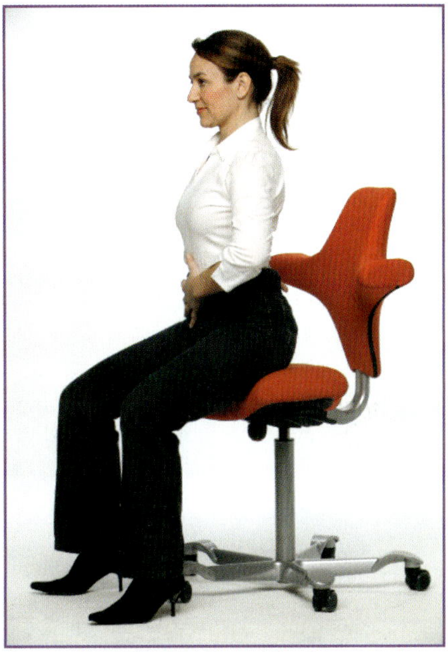

„Stehaufmännchen“

Setzen Sie sich wieder gerade hin und strecken Sie Ihre Wirbelsäule bis zum Kopf hinauf. Zur Eigenkontrolle liegt eine Hand hinten am Kreuz, die andere vorn am Bauch. Die Position der Wirbelsäule unter den Händen darf sich nicht verändern. Beginnen Sie jetzt den Oberkörper leicht nach vorne zu neigen, dann wieder in die Mitte kommen und leicht nach hinten zu neigen. Wieder gerade und entspannen. Fünf mal wiederholen. Im Bild von oben nach unten: vorne, mitte, hinten.

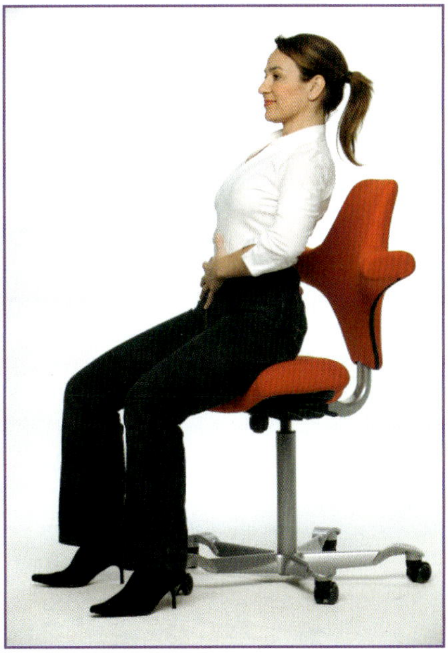

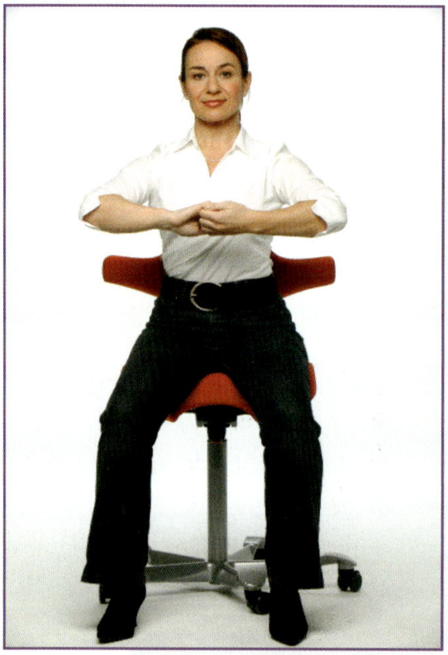

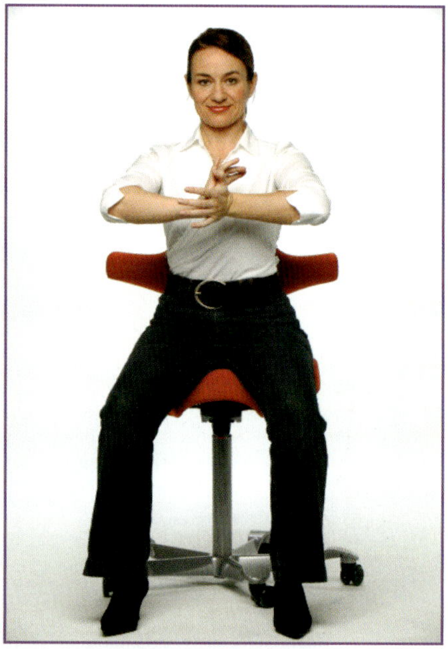

Zug und Druck

Setzen Sie sich aufrecht hin und schieben Sie den Hinterkopf nach oben heraus. Verhaken Sie die Finger beider Hände ineinander und fangen Sie langsam an, die Ellbogen auseinander zu ziehen bis Sie eine gute Spannung zwischen den Schulterblättern spüren. Sechs Sekunden halten und wieder entspannen. Dann die Handballen gegeneinander legen und langsam Druck aufbauen. Wieder sechs Sekunden halten, normal weiter atmen und umgreifen. Fünf bis zehn mal im Wechsel. Im Bild: Zug (links), Druck (rechts).

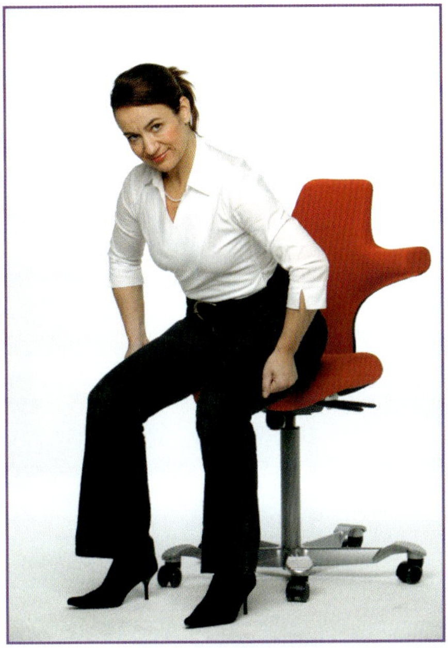

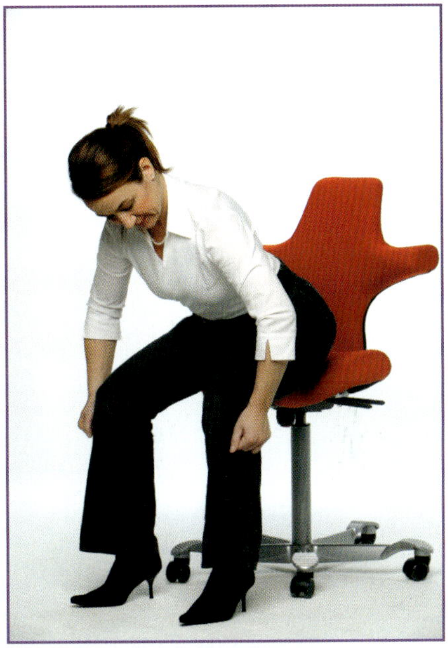

Übungen aus der Chinesischen Medizin

Schließen Sie beide Hände locker zur Faust und klopfen Sie 50 mal seitlich an die Mitte des Oberschenkels (linkes Bild). Jetzt klopfen Sie eine Handbreit unter der Kniescheibe an der Außenseite des Unterschenkels auch 50 mal (rechtes Bild). Diese Übungen verbessern die Durchblutung in den Beinen und sind gut für die Muskulatur der Wirbelsäule, Hüft- und Kniegelenke.

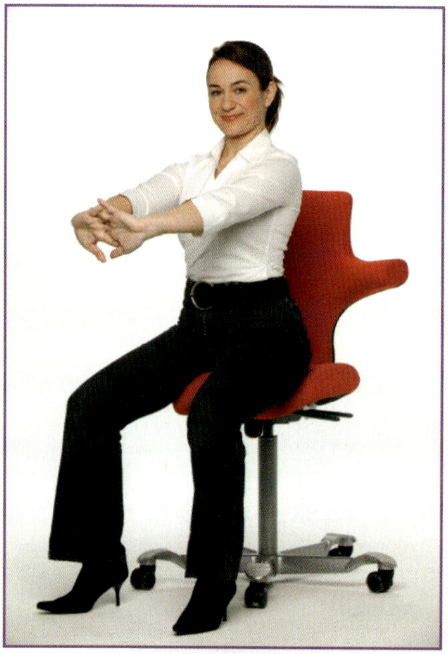

Dehnung der Finger

Dehnung der Fingerbeuger: Aufrecht sitzen, die Finger werden ineinander verschränkt und die Arme so gestreckt, dass die Handflächen nach vorne zeigen. Diese Spannung (als ob Sie etwas nach oben wegschieben wollen) zehn Sekunden halten und dann entspannen – zwei bis drei mal wiederholen.

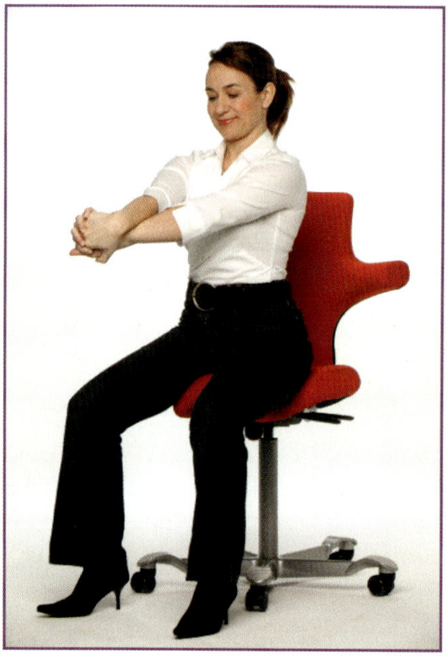

Dehnung der Fingerstrecker: Setzen Sie sich aufrecht hin und strecken Sie beide Arme nach vorne. Die Arme werden überkreuzt, die Handflächen zueinander gedreht und die Finger beider Hände verschränkt. Während die Arme ruhig bleiben, zieht eine Hand die andere zur Seite, bis eine Muskeldehnung zu spüren ist. Zehn Sekunden bleiben, entspannen und dann zur anderen Seite ziehen – zwei bis drei mal jede Seite.

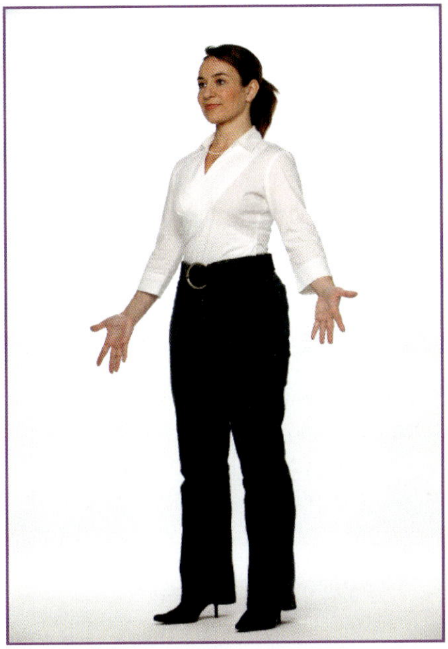

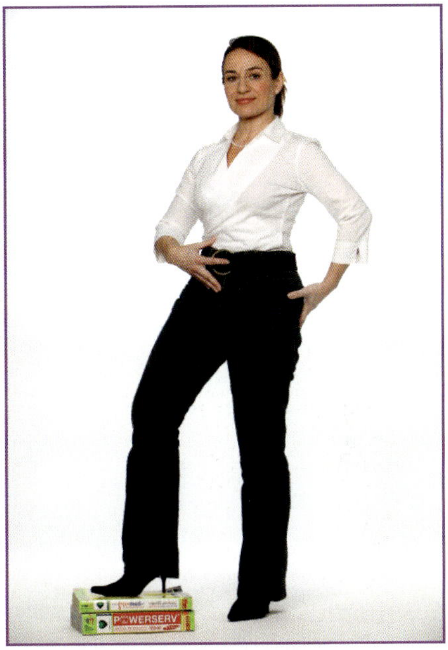

Stehen und Stand mit erhöhtem Bein

Tipp: Verbinden Sie diese Übungen mit bestimmten Situationen, schaffen Sie Ihren Muskeln mehrere kleine „Tankstellen", an denen sie wieder Kraft schöpfen können. Nutzen Sie die vielen „leeren" Momente (beim Zähneputzen, Telefonieren, Warten etc.) – es sind eine der besten Übungen, die sich gut und oft in den Alltag einbauen lassen.
Probieren Sie diese Ausgangsstellung auch, um die Gesäßspannung aufzubauen: Ein Fuß steht leicht erhöht. Die Gesäßmuskeln zusammenzwicken, wenn möglich, auch die beiden Sitzbeinknochen zueinander ziehen. Einige Sekunden halten und wieder entspannen. Dabei wird nicht nur die Rumpfmuskulatur gekräftigt, sondern auch die Beckenboden- und Beinmuskulatur gestärkt.

Die Beine stehen hüftbreit auseinander, die Füße fest am Boden. Die Arme sind gestreckt neben dem Körper, die Finger gespreizt, die Handflächen zeigen nach vorne. Spannen Sie jetzt die Gesäßmuskeln an – die Sitzknochen bewegen sich zueinander. Versuchen Sie, die ganze Wirbelsäule zu strecken. Die Augen schauen geradeaus, der Hals wird lang und der Hinterkopf ist der höchste Punkt. Die Spannung sechs Sekunden halten, normal weiteratmen und langsam wieder lösen.

Augenentspannung

Gönnen Sie ihren Augen beim Arbeiten am Bildschirm mindestens jede Stunde eine kleine Ruhepause.

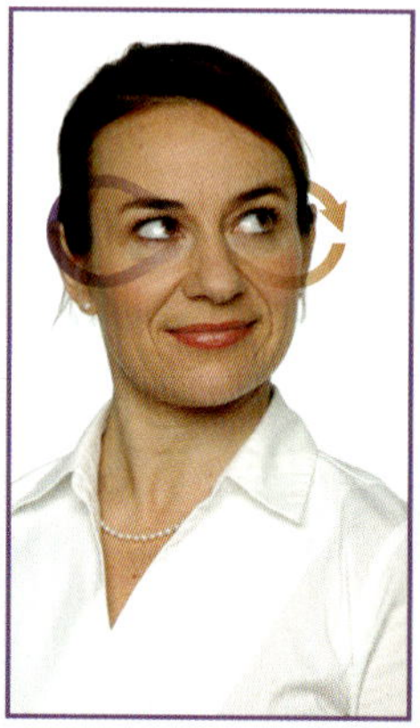

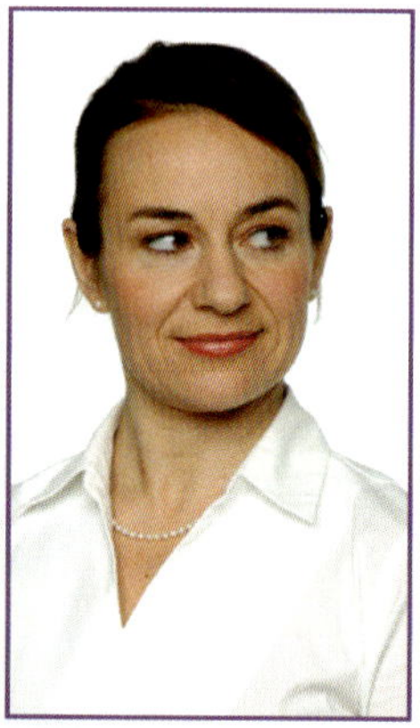

1. die liegende 8: Setzen Sie sich entspannt hin und „malen" Sie mit den Augen eine liegende „8" in die Luft. Mindestens acht mal wiederholen. Dabei darf sich der Kopf leicht mitbewegen. Das entspannt die Augen und fördert die Konzentration.

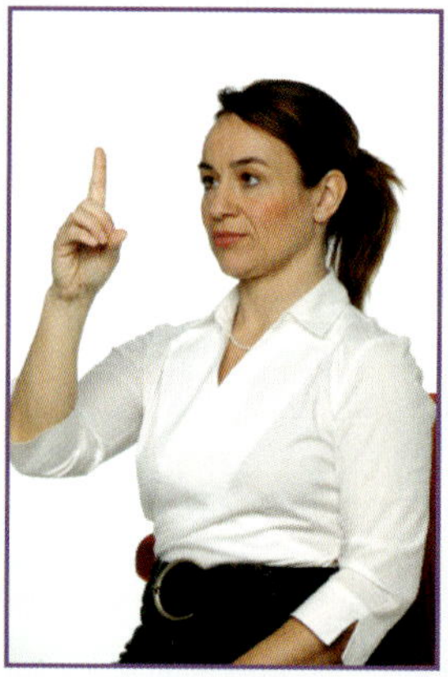

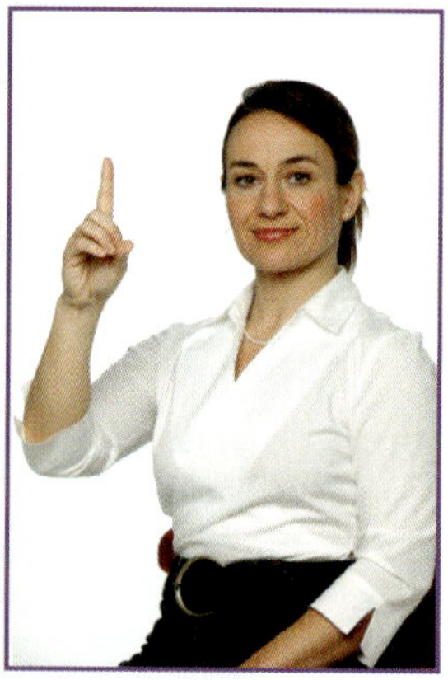

2. nah und fern: Um die Augenmuskulatur zu entspannen, suchen Sie sich einen nahen Gegenstand, den Sie mit den Augen fixieren und dann schauen Sie aus dem Fenster oder zu einem möglichst weit entfernten Punkt. Einige Male im Wechsel. Das ist eine wunderbare Entspannung für die Augenmuskulatur. Im Bild: nah (links), fern (rechts).

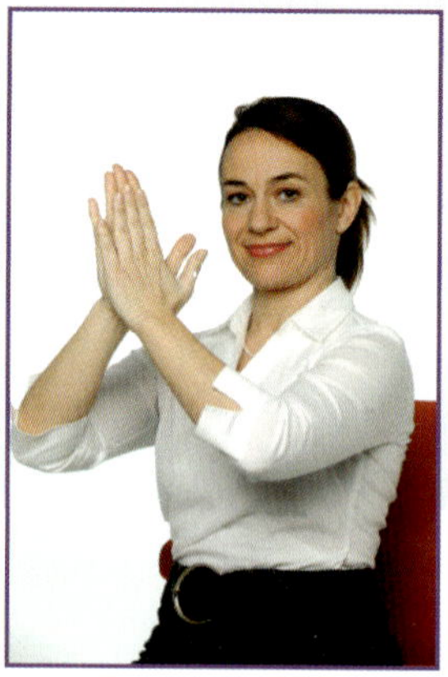

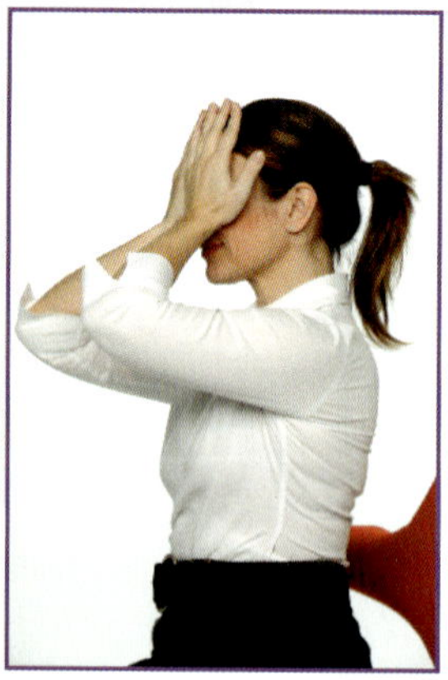

3. Augenruhe: Reiben Sie beide Hände aneinander bis die Handflächen warm werden, schließen Sie beide Augen und legen Sie locker beide Handflächen über die Augen. Einige Atemzüge lang. Macht müde Augen munter.

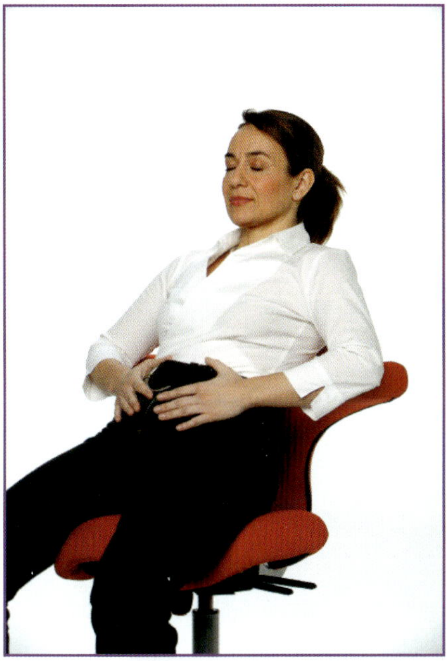

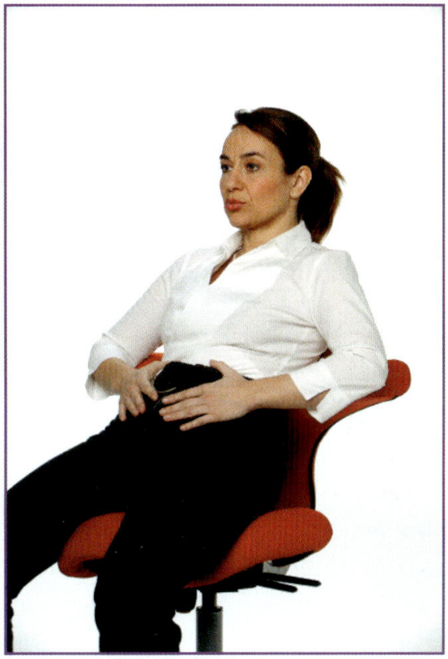

Entspannung

1. Entspannung durch Atmen: Setzen Sie sich entspannt hin und legen Sie beide Hände flach auf den Bauch unterhalb des Nabels. Wenn möglich schließen Sie dabei die Augen und atmen Sie ohne Kraft tief durch die Nase ein und durch den Mund wieder aus. Stellen Sie sich einen Luftballon in Ihrem Bauch vor, der sich ausdehnt, bis Sie eine Bewegung unter den Händen spüren und wieder zusammenschnurrt. Der Atemzug soll in den Bauch ein- und nach oben, über den Kopf ausströmen.
Im Bild: einatmen (links), ausatmen (rechts).

(Fortsetzung nächste Seite)

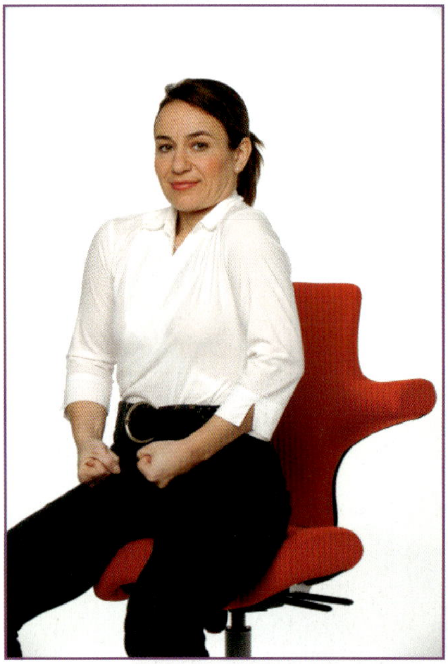

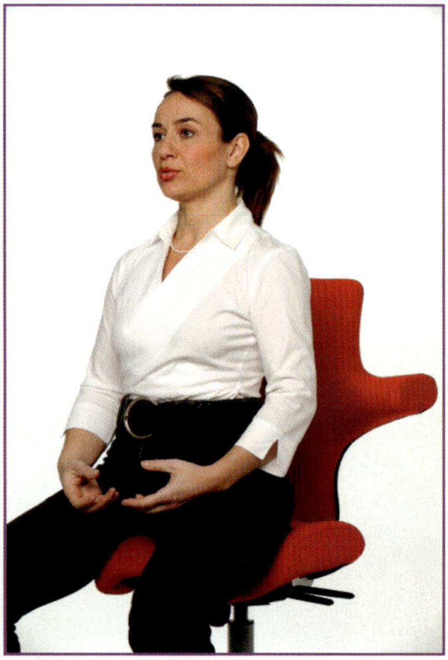

2. Entspannung durch Anspannung: Gezieltes Anspannen einzelner Muskelgruppen macht es leichter Muskeln zu entspannen. Sitzen Sie entspannt. Schließen Sie beide Hände zur Faust und ziehen Sie die Schultern zu den Ohren, kurz die Spannung halten, dann bewusst die Hände öffnen und die Schultern locker lassen – zwei bis drei mal.
Im Bild: anspannen (links), entspannen (rechts).

Entspannung durch Anspannung eignet sich auch für einzelne Muskelgruppen im Gesicht. Zum Beispiel das Stirnrunzeln (die Stirn in Falten legen): die Spannung kurz halten und wieder lösen – zwei bis drei mal. Oder die Lippen wie zum Kuss nach vorne schieben, halten und entspannen.

Diese Technik nennt sich „aktive Entspannung nach Jacobson" und ist auch gut im Liegen, etwa vor dem Einschlafen, durchzuführen.

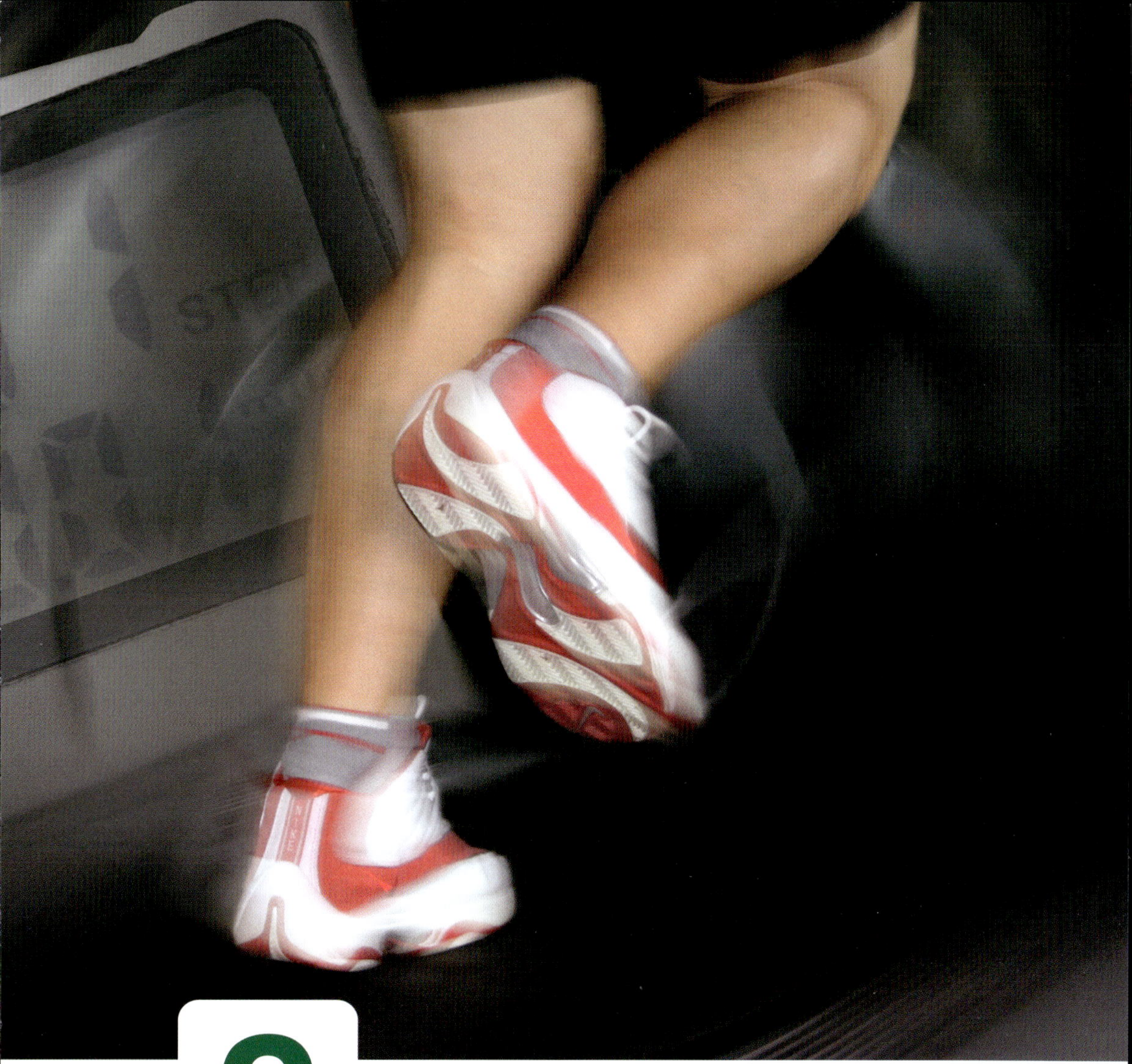

2 Was sich bewegt lebt

Unser Muskelaufbauprogramm

Das Team

Werner Brus und **Reinhard Lengauer** wurden an der Sportakademie in Graz, Österreich zu staatlich geprüften Lehrwarten für Erwachsenen – Fitsport und Bodystyling sowie zu staatlich geprüften Konditions- und Fitnesstrainer ausgebildet.
Werner Brus und **Reinhard Lengauer** leiten in Österreich die Personal Fitness Agentur **„WR-Fitness-Team".**

In Zusammenarbeit mit Dr. Babak Bahadori erstellen sie Bewegungs-, Kräftigungs- und Entspannungsprogramme die sie gemeinsam auf Seminaren und Fortbildungsveranstaltungen in ganz Europa präsentieren. Speziell für die 5. Auflage dieses Buches wurde ein Programm ausgearbeitet, das dem Benutzer die Möglichkeit bietet sein Training individuell zu gestalten.
Die einzelnen Übungen wurden so ausgewählt, dass sie sowohl vom Schwierigkeitsgrad als auch von der Koordination für jeden zu bewältigen sind. Ein besonderes Augenmerk wurde auf gelenkschonende Übungen gelegt. Bei gesundheitlichen Problemen bitten wir sie jedoch mit Ihrer Ärztin bzw. Ihrem Arzt Rücksprache zu halten, bevor Sie mit diesem Programm beginnen. Wir bitten Sie uns Ihre Erfahrungen mit dem folgenden Muskelaufbauprogramm mitzuteilen. Sie helfen uns dabei noch effizienter für Sie zu arbeiten.
www.wr-fitness-team.com

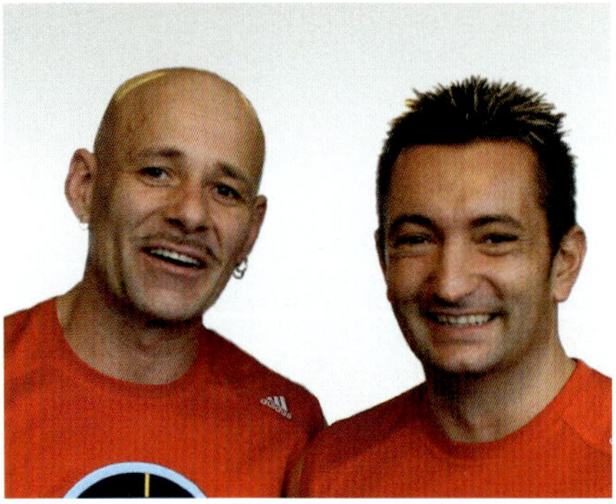

- Nehmen Sie sich Zeit für ihr Fitnessprogramm (2 – 3 mal in der Woche wäre ideal)
- Wärmen Sie sich ausreichend auf
- Führen Sie die Übungen langsam und gleichmäßig durch
- Regelmäßig Atmen: Am Beginn der Bewegung einatmen – am Ende ausatmen
- Geben Sie sich und Ihrem Körper genug Zeit um in Form zu kommen
- Setzen Sie sich nicht unter Druck
- Bei Schmerzen oder Unwohlsein das Programm sofort beenden
- Ihr Fitnessprogramm soll Ihnen Freude und Spaß bereiten

Wir wünschen Ihnen ein gutes Gelingen bei ihrem Muskelaufbauprogramm

Werner Brus und
Reinhard Lengauer

Die Freuden, die man übertreibt, verwandeln sich in Schmerzen

heißt es in einem Gedicht aus dem Jahre 1772

Kleine Einführung

Wir haben für Sie **25 Übungen** zu einem Muskelaufbauprogramm zusammengestellt. Die 25 Übungen sind auf zehn Muskelgruppen aufgeteilt. Die großen Muskelgruppen beinhalten **drei Übungen,** die kleinen Muskelgruppen beinhalten **zwei Übungen.** Sie suchen sich pro Muskelgruppe eine Übung aus, die Ihnen zusagt. Das heißt, Ihr Muskelaufbauprogramm besteht aus **zehn Übungen,** die Sie selbst bestimmen können. Ideal wäre, wenn in gewissen Abständen alle Übungen zum Einsatz kommen. **Wie oft** Sie die jeweilige Übung wiederholen, hängt davon ab ob Sie Einsteiger, Fortgeschrittener oder Profi sind.
Wir möchten Sie bitten als **Einsteiger** zu beginnen und erst, wenn Sie alle Übungen ohne Schwierigkeiten bewältigen, zu den Fortgeschrittenen zu wechseln. Erfahrungsgemäß nach zirka **4 – 5 Wochen.**
Für den nächsten Schritt zu den **Profis** sollten Sie das Programm für Fortgeschrittene ebenfalls mühelos bewältigen.
Einarmige bzw. einbeinige Übungen werden sowohl für die **rechte** als auch die **linke** Körperhälfte durchgeführt.
Sie werden in diesem Programm Übungen finden, die sowohl mit als auch ohne **Thera-Band** durchgeführt werden.
Das Thera-Band ist ein sehr kostengünstiges und praktisches Trainingsgerät, das sowohl für einfache als auch komplexe Übungen mit hohem koordinativen Bewegungsanforderungen geeignet ist. Im Handel ist das Thera-Band in verschiedenen Wiederstandsstärken erhältlich.

Wir mobilisieren unsere Gelenke und wärmen unsere Muskulatur auf!

- Hüftbreiter gemütlicher Stand, Knie leicht gebeugt
- Wir senken das Kinn zum Brustbein ab und drehen den Kopf einige Male langsam nach links und rechts
- Wir machen mit den Schultern kreisende Bewegungen zurück und nach vor
- Wir kreisen langsam mit beiden Handgelenken, mit beiden Unterarmen und schließlich mit den Oberarmen – in beiden Richtungen
- Wir gehen am Stand – schwingen mit den Armen mit
- Wir steigern langsam das Tempo – heben die Beine dabei leicht an

Jetzt steht Ihnen, aufgewärmt und hochmotiviert wie Sie sind, nichts mehr im Wege!

1 Wade

- Bandmitte an der Fußsohle anlegen
- Ellenbogen mit dem Band zur Hüfte hochziehen und Oberkörper abstützen
- Bein gestreckt halten, nur mit dem Fußgelenk beugen und strecken

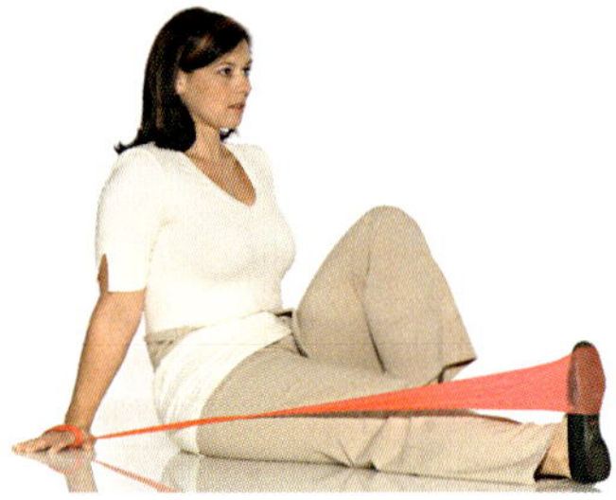

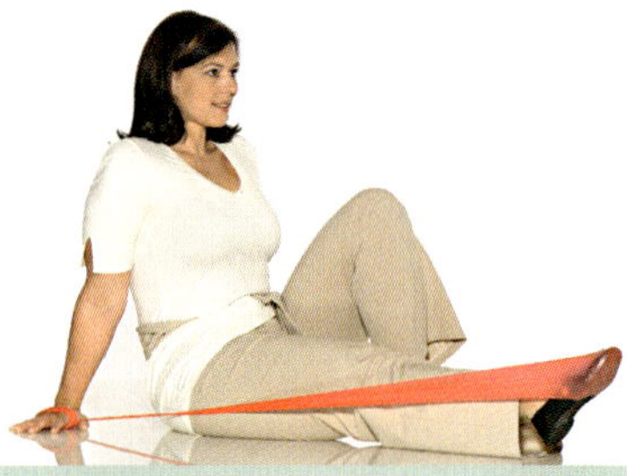

2 Wade – Gleichgewicht

- Beine gestreckt halten
- Die Ferse so hoch als möglich anheben und absenken
- Rücken gerade halten
- Bei Gleichgewichtsproblemen kann man sich an einer Sessellehne anhalten

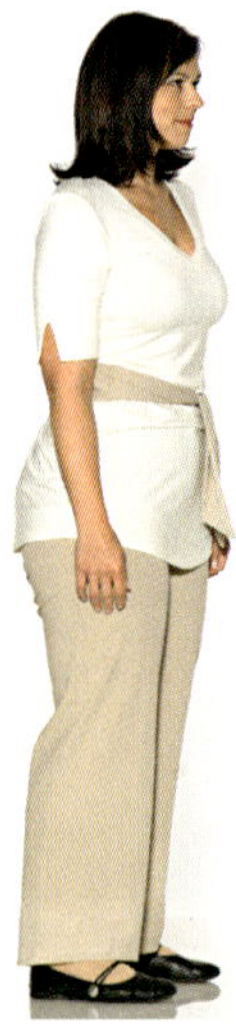

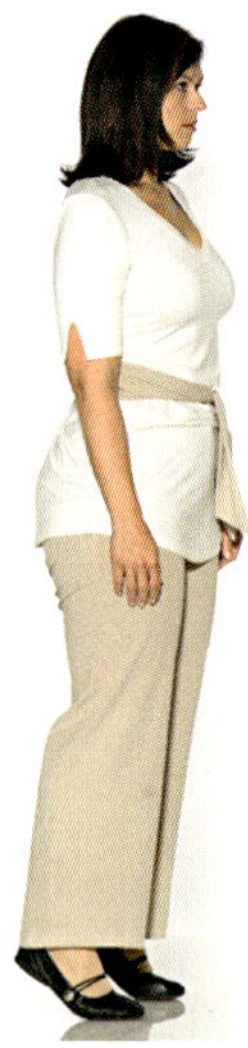

▸ *Wählen Sie eine dieser zwei Übungen aus*

	Einsteiger	Fortgeschrittene	Profis
1	1 x 10 Wiederholungen	2 x 10 Wiederholungen	3 x 10 Wiederholungen
2	1 x 15 Wiederholungen	2 x 15 Wiederholungen	3 x 15 Wiederholungen

3 Oberschenkel, Becken, Gesäß

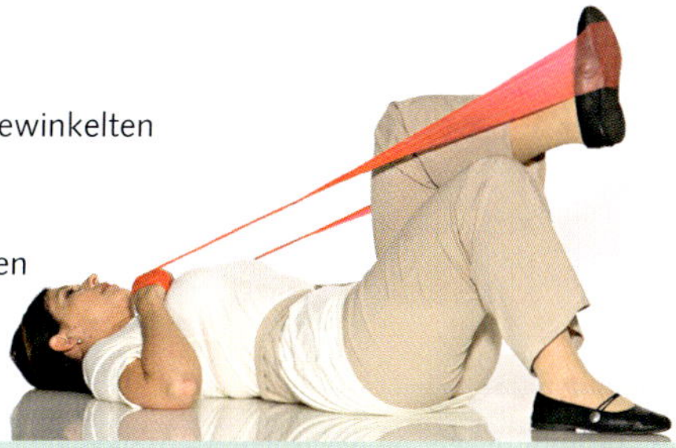

- Rückenlage einnehmen
- Bandmitte um die Fußsohle des angewinkelten Beines legen
- Hände am Brustkorb fixieren
- Kniegelenk nicht mehr als 90° beugen
- Beim Strecken ausatmen, beim Beugen einatmen

4 Oberschenkel, Becken, Gesäß, Rücken

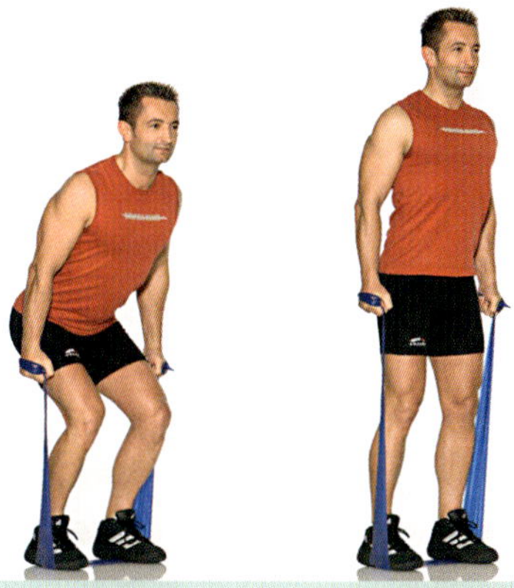

- Schulterbreiter Stand
- Füße auf das Band stellen
- In der Hocke das Band nehmen, sodass es vorgespannt ist
- Beine nun strecken und beugen
- Rücken gerade und möglichst aufrecht halten, bei Knieproblemen nicht zu stark beugen
- Beim Strecken ausatmen, beim Beugen einatmen

5 Oberschenkel, Becken, Gesäß, Rücken – Gleichgewicht

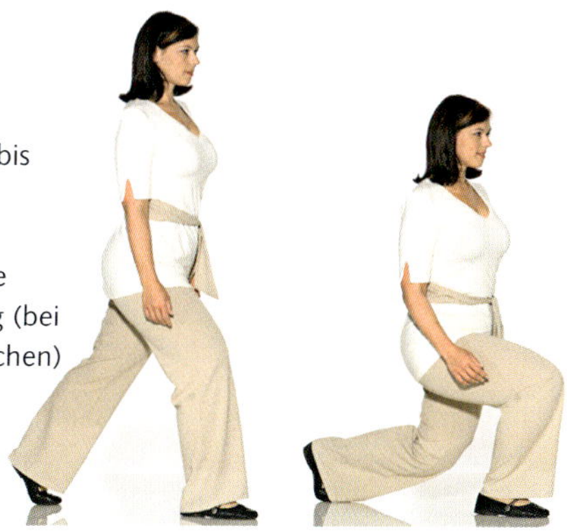

- Mittlere Schrittstellung einnehmen
- Vorderes Bein beugen, hinteres Knie fast bis zum Boden absenken
- Oberkörper aufrecht halten
- Vorderes Knie beim Beugen nicht über die Fußspitze hinausschieben – Kniebelastung (bei Gleichgewichtsproblemen seitlich Halt suchen)
- Beim Strecken ausatmen, beim Beugen einatmen

▶ *Wählen Sie eine dieser drei Übungen aus*

	Einsteiger	Fortgeschrittene	Profis
3	1 x 10 Wiederholungen	2 x 10 Wiederholungen	3 x 10 Wiederholungen
4	1 x 15 Wiederholungen	2 x 15 Wiederholungen	3 x 15 Wiederholungen
5	1 x 10 Wiederholungen	2 x 10 Wiederholungen	3 x 10 Wiederholungen

6 **Becken, Gesäß,** Oberschenkel – Gleichgewicht

- Rückenlage einnehmen und Band über die Hüfte legen - links und rechts halten
- Becken anheben, bis es von den Schultern zu den Knien eine Linie ergibt
- Schulterblätter bleiben am Boden
- Anheben - ausatmen, Absenken - einatmen

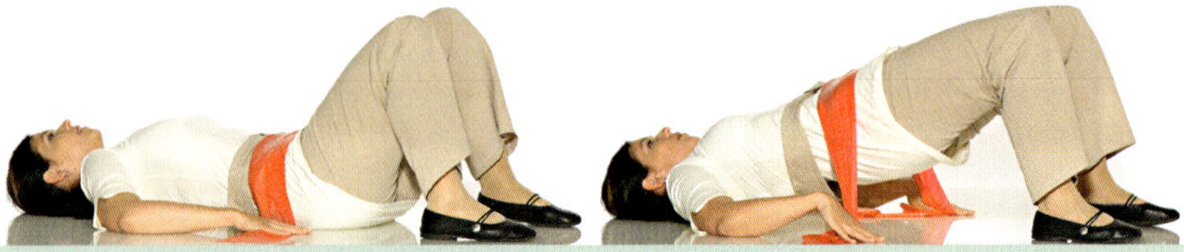

7 **Becken, Gesäß,** Oberschenkel – Gleichgewicht

- Ausgangsstellung einnehmen und abgewinkeltes Bein zurückführen
- Winkel im Kniegelenk beibehalten (bei Knieproblemen weiche Unterlage verwenden)
- Rücken gerade halten und gleichmäßig atmen - keine Pressatmung

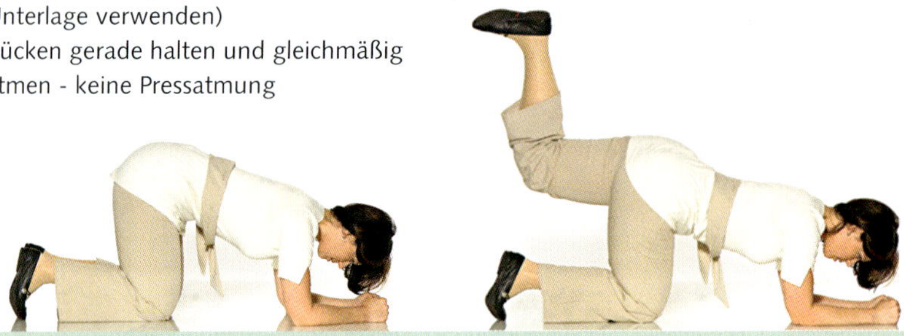

8 **Becken, Gesäß**

- Seitenlage einnehmen und unteres Bein etwas beugen
- Kopf auf den gestreckten unteren Arm legen
- Bein seitlich anheben - Fußspitzen zeigen etwas nach unten
- Beim Abspreizen ausatmen, beim Absenken einatmen

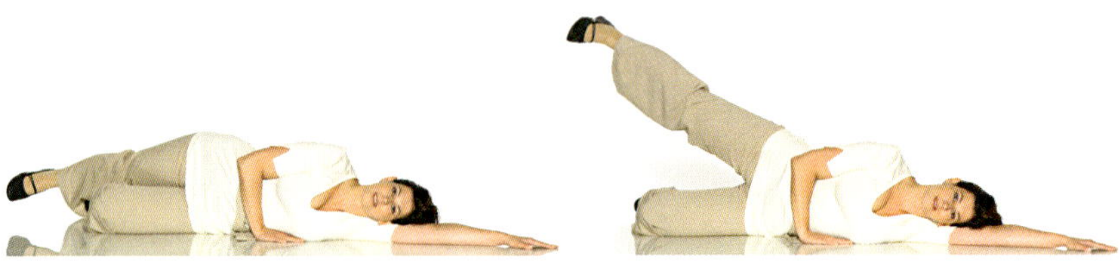

▶ ***Wählen Sie eine dieser drei Übungen aus***

	Einsteiger	Fortgeschrittene	Profis
6	1 x 15 Wiederholungen	2 x 15 Wiederholungen	3 x 15 Wiederholungen
7	1 x 10 Wiederholungen	2 x 10 Wiederholungen	3 x 10 Wiederholungen
8	1 x 10 Wiederholungen	2 x 10 Wiederholungen	3 x 10 Wiederholungen

9 Bauch, Taille

- Rückenlage einnehmen und mit den Armen seitlich abstützen
- Beide Beine im rechten Winkel anheben und abwechselnd das rechte und linke Bein strecken und beugen - Zehen zum Körper ziehen
- Regelmäßig Atmen - keine Pressatmung

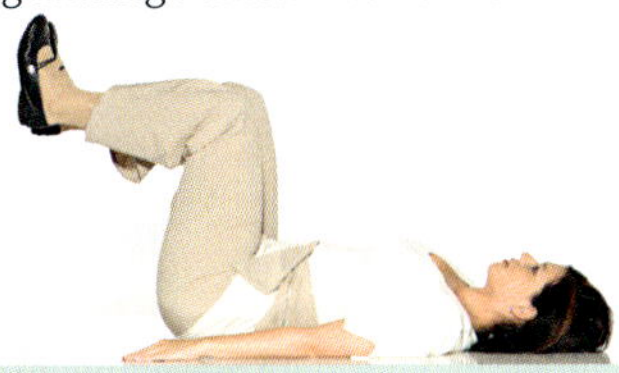

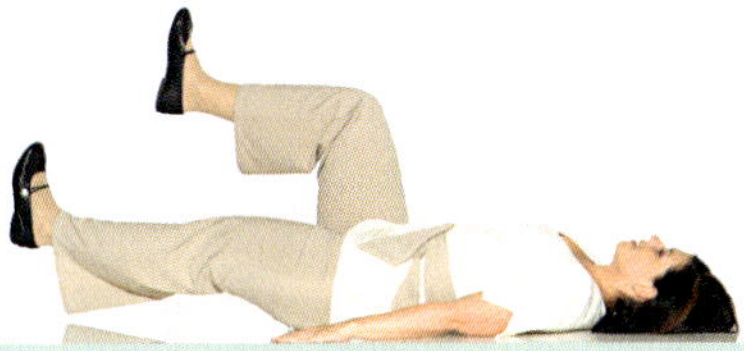

10 Bauch, Taille

- Rückenlage einnehmen, Beine schulterbreit aufstellen
- Arme Richtung Knie strecken und Oberkörper - Schulterblätter anheben
- Beim Anheben ausatmen, beim Absenken einatmen

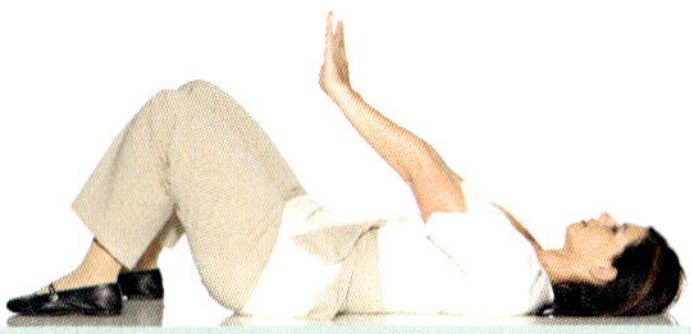

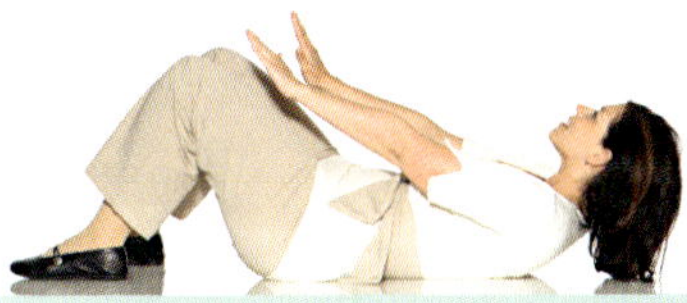

11 Bauch, Taille – statische Übung

- Rückenlage einnehmen
- Beide Beine im rechten Winkel anheben
- Die Hände überkreuz auf die Knie legen, mit den Händen gegen die Knie und mit den Knien gegen die Hände drücken
- Regelmäßig Atmen - keine Pressatmung

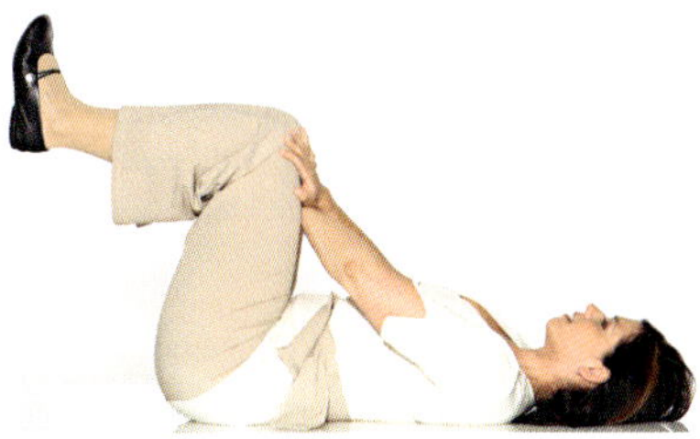

► *Wählen Sie eine dieser drei Übungen aus*

	Einsteiger	Fortgeschrittene	Profis
9	1 x 10 Wiederholungen	2 x 10 Wiederholungen	3 x 10 Wiederholungen
10	1 x 15 Wiederholungen	2 x 15 Wiederholungen	3 x 15 Wiederholungen
11	1 x 10 Sekunden	2 x 10 Sekunden	3 x 10 Sekunden

12 **Rücken,** Schulter

- Schulterbreiter Stand
- Knie leicht gebeugt und Füße auf das Band stellen, das Band mit engem Obergriff nehmen und dicht am Körper nach oben ziehen
- Ellenbogen hoch anheben
- Beim Anheben ausatmen, beim Absenken - einatmen

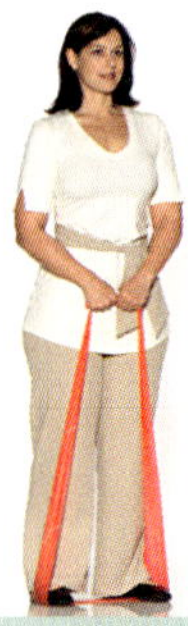
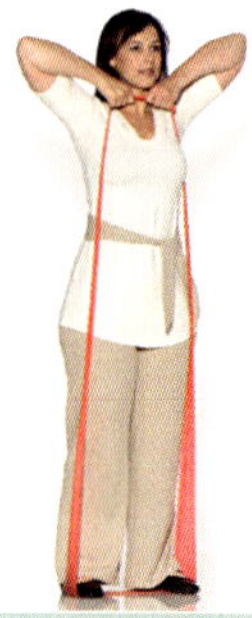

13 **Rücken,** Schulter – Gleichgewicht – Koordination

- Ausgangsposition einnehmen, gleichzeitig linken Arm und rechtes Bein anheben
- Danach gleichzeitig rechten Arm und linkes Bein anheben - bei Knieproblemen weiche Unterlage verwenden
- Rücken gerade halten
- Bei Gleichgewichtsproblemen seitlich an die Wand lehnen, Regelmäßig atmen

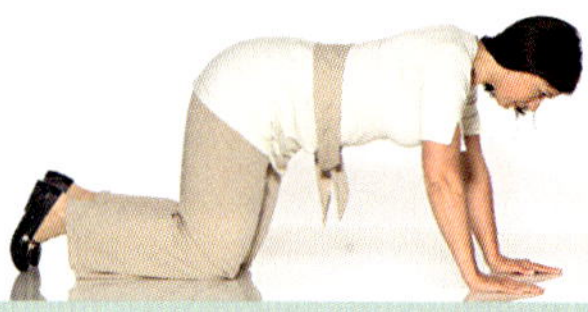
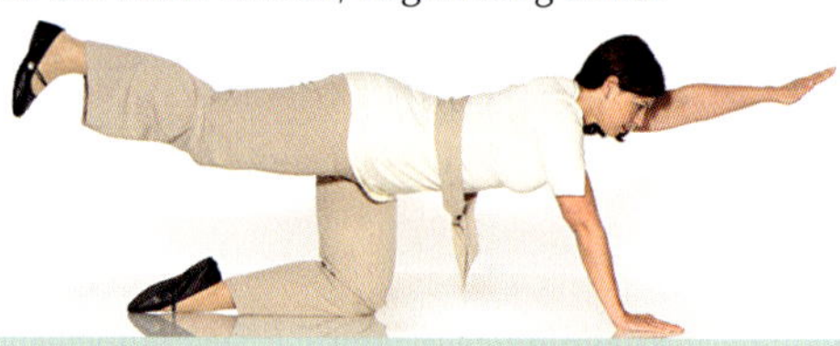

14 **Rücken,** Schulter, Bizeps

- Ausgangsposition einnehmen, Band an den Fußsohlen anlegen, Rücken gerade halten – Arme beugen und zur Körpermitte führen
- Ellenbogen knapp am Körper vorbeiführen und so weit wie möglich zurückziehen
- Mit dem Oberkörper nicht mitwippen (beim Beugen ausatmen, beim Strecken einatmen)

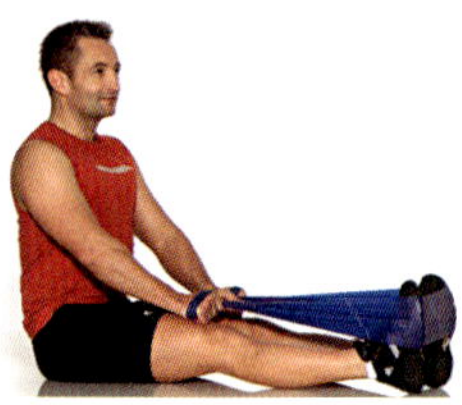
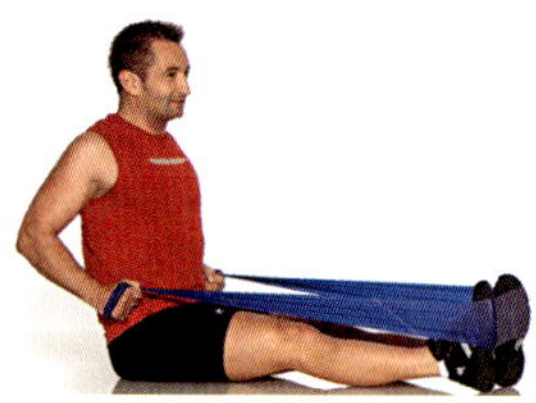

► *Wählen Sie eine dieser drei Übungen aus*

	Einsteiger	Fortgeschrittene	Profis
12	1 x 15 Wiederholungen	2 x 15 Wiederholungen	3 x 15 Wiederholungen
13	1 x 10 Wiederholungen	2 x 10 Wiederholungen	3 x 10 Wiederholungen
14	1 x 15 Wiederholungen	2 x 15 Wiederholungen	3 x 15 Wiederholungen

15 Brust, Trizeps, Schulter

- Rückenlage einnehmen und das Band in Brusthöhe um den Rücken legen
- Beine schulterbreit aufstellen und die Ellenbogen seitlich abspreizen
- Schulter und Ellenbogengelenk fast durchstrecken – beim Strecken der Arme ausatmen, beim Beugen einatmen

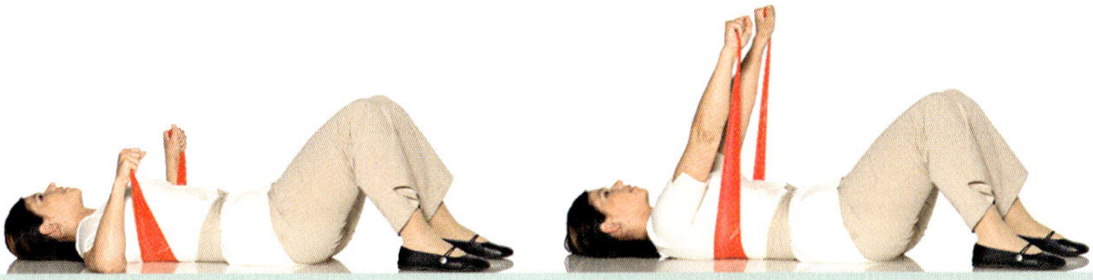

16 Brust, Trizeps, Schulter

- Schulterbreiter Stand, Knie leicht gebeugt
- Band in Brusthöhe um den Rücken legen
- Ellenbogen seitlich in Schulterhöhe abspreizen und Rücken gerade halten (kein Rundrücken, kein Hohlkreuz)
- Arme bleiben immer in Schulterhöhe
- Beim Strecken ausatmen, beim Beugen einatmen

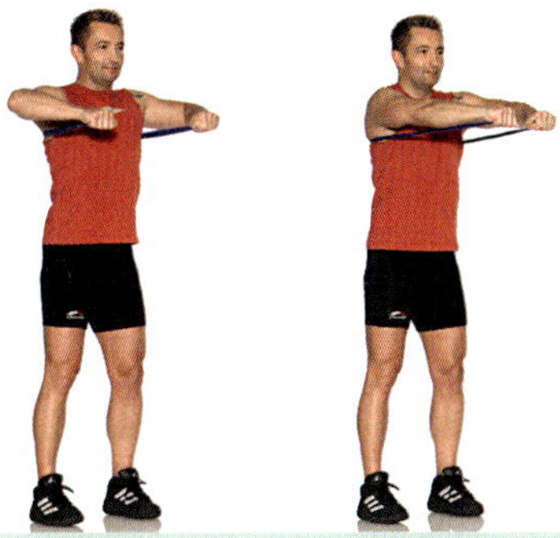

17 Brust, Schulter

- Schulterbreiter Stand
- Knie leicht gebeugt, Band in Schulterhöhe um den Rücken legen und Ellenbogen leicht beugen und halbkreisförmig Bewegung nach vorn durchführen
- Arme bleiben dabei in Brusthöhe
- Rücken gerade halten, beim Zusammenführen der Arme ausatmen, beim Auseinanderführen einatmen

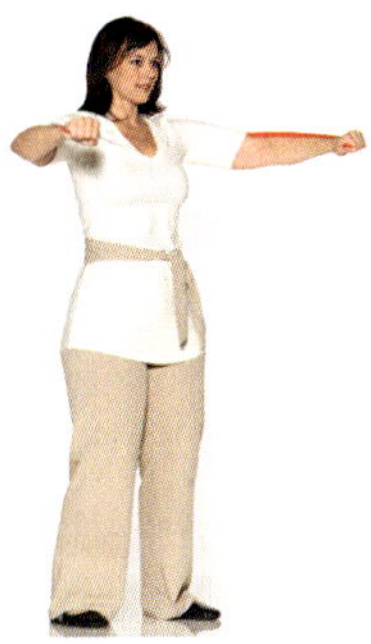

► *Wählen Sie eine dieser drei Übungen aus*

	Einsteiger	Fortgeschrittene	Profis
15	1 x 15 Wiederholungen	2 x 15 Wiederholungen	3 x 15 Wiederholungen
16	1 x 15 Wiederholungen	2 x 15 Wiederholungen	3 x 15 Wiederholungen
17	1 x 15 Wiederholungen	2 x 15 Wiederholungen	3 x 15 Wiederholungen

18 **Schulter,** Trizeps

- Schulterbreiter Stand, Knie leicht gebeugt und Füße auf das Band stellen
- Ellenbogen leicht beugen und abwechselnd die Arme bis zur Waagrechten anheben
- Rücken gerade halten, beim Anheben ausatmen, beim Absenken einatmen

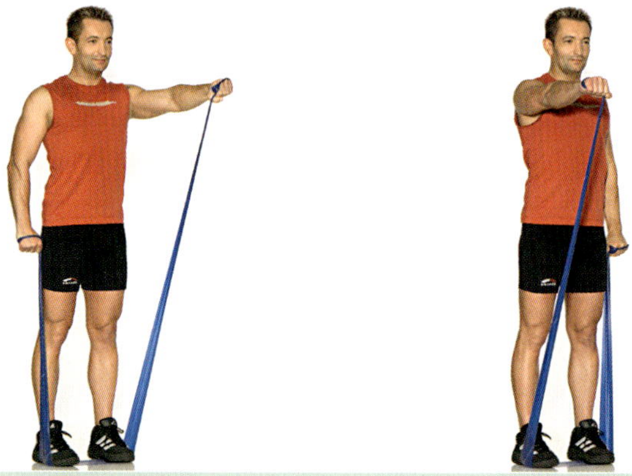

19 **Schulter,** Trizeps

- Schulterbreiter Stand, Knie leicht gebeugt und Füße auf das Band stellen
- Ellenbogen leicht beugen, Bänder über kreuz nehmen und seitlich bis zur Waagrechten anheben
- Rücken gerade halten, beim Anheben ausatmen, beim Absenken einatmen

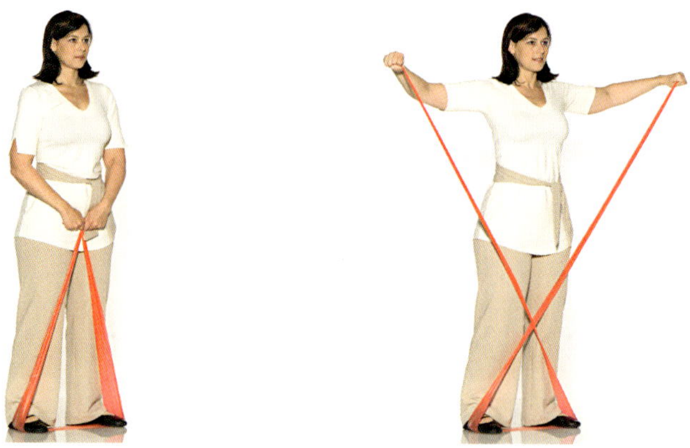

	▸ Wählen Sie eine dieser zwei Übungen aus		
	Einsteiger	Fortgeschrittene	Profis
18	1 x 10 Wiederholungen	2 x 10 Wiederholungen	3 x 10 Wiederholungen
19	1 x 15 Wiederholungen	2 x 15 Wiederholungen	3 x 15 Wiederholungen

20 Bizeps

- Leichte Schrittstellung
- Vorderen Fuß auf das Band stellen
- Oberarm der gleichen Seite seitlich am Oberkörper fixieren und beugen und strecken
- Nur im Ellenbogen beugen
- Oberkörper ruhig halten
- Beim Beugen des Armes ausatmen, beim Strecken einatmen

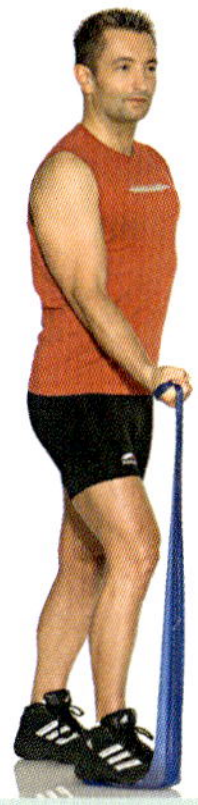

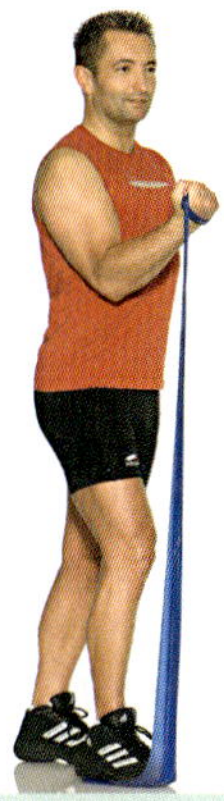

21 Bizeps

- Rückenlage einnehmen und das Band um die Fußsohlen führen
- Beine leicht angewinkelt, Arme beugen und strecken
- Oberarme seitlich fixieren, nur die Ellenbogen beugen
- Beim Beugen ausatmen, beim Strecken einatmen

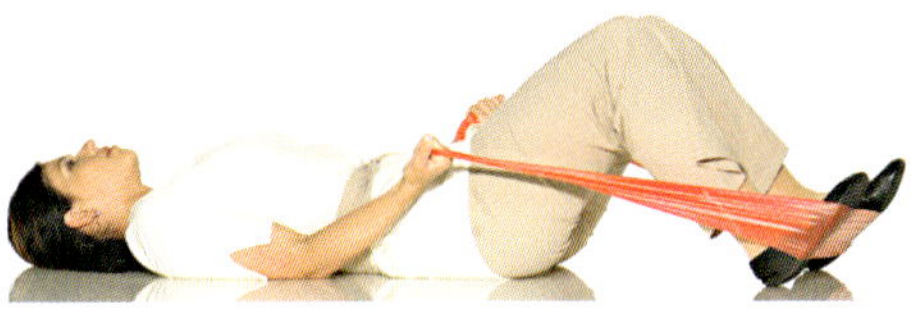

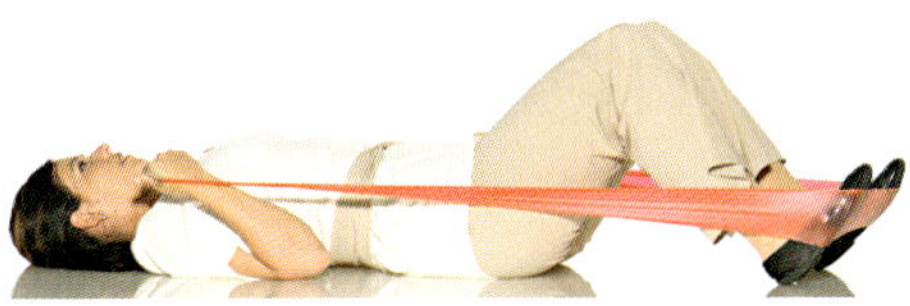

► *Wählen Sie eine dieser zwei Übungen aus*

	Einsteiger	Fortgeschrittene	Profis
20	1 x 10 Wiederholungen	2 x 10 Wiederholungen	3 x 10 Wiederholungen
21	1 x 15 Wiederholungen	2 x 15 Wiederholungen	3 x 15 Wiederholungen

22 Schulter

- Schulterbreiter Stand, Knie leicht gebeugt und Band diagonal am Rücken halten
- Oberen Arm strecken und beugen, die Bewegung findet nur im Ellenbogen statt
- Oberarm dabei ruhig halten
- Beim Strecken ausatmen, beim Beugen einatmen

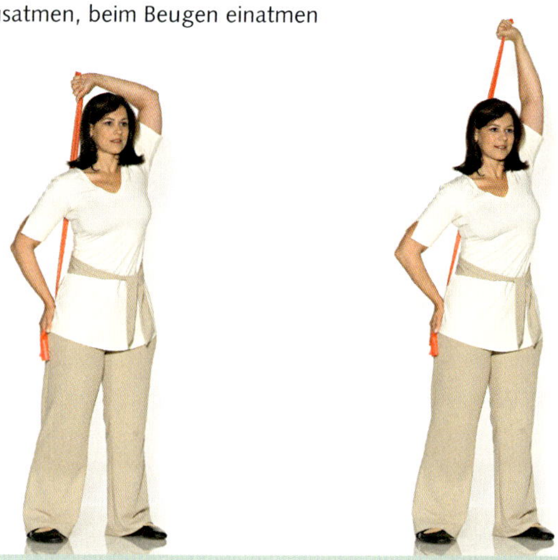

23 Schulter

- Rückenlage einnehmen und Band auf Brusthöhe unter den Rücken führen
- Beine schulterbreit aufstellen, im Ellenbogen strecken und beugen
- Oberarm dabei ruhig halten
- Beim Strecken ausatmen, beim Beugen einatmen

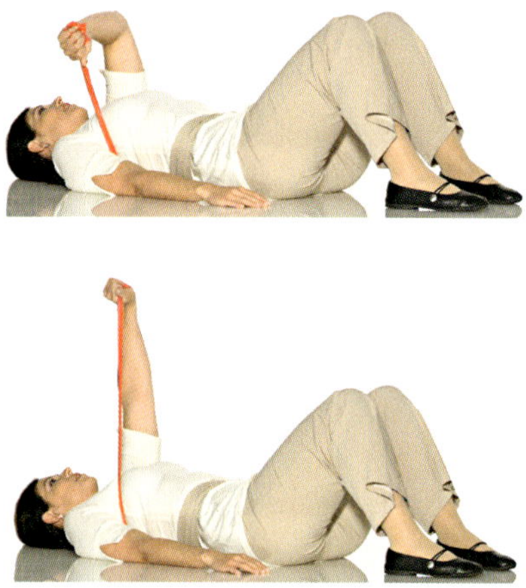

▸ *Wählen Sie eine dieser zwei Übungen aus*

	Einsteiger	Fortgeschrittene	Profis
22	1 x 10 Wiederholungen	2 x 10 Wiederholungen	3 x 10 Wiederholungen
23	1 x 10 Wiederholungen	2 x 10 Wiederholungen	3 x 10 Wiederholungen

24 **Hals** – statische Übung

- Schulterbreiter Stand, Knie leicht gebeugt und Hände hinter dem Kopf falten
- Hände drücken gegen den Kopf und der Kopf gegen die Hände, es soll dabei zu keiner Bewegung kommen
- Rücken gerade halten, Kopf in Verlängerung der Wirbelsäule
- Gleichmäßig atmen

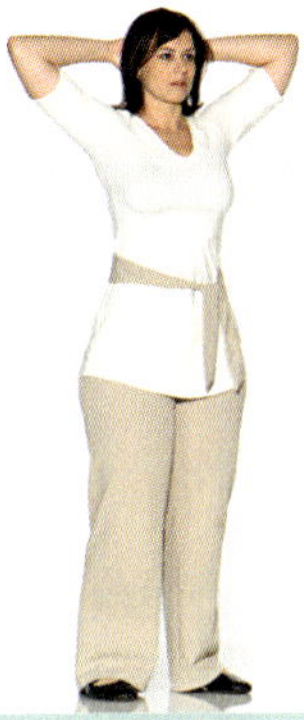

25 **Hals** – statische Übung

- Schulterbreiter Stand, Knie leicht gebeugt und Hände vor der Stirn falten
- Hände drücken gegen den Kopf und der Kopf drückt gegen die Hände, es soll dabei keine Bewegung entstehen
- Rücken gerade halten, Kopf in Verlängerung der Wirbelsäule
- Gleichmäßig atmen

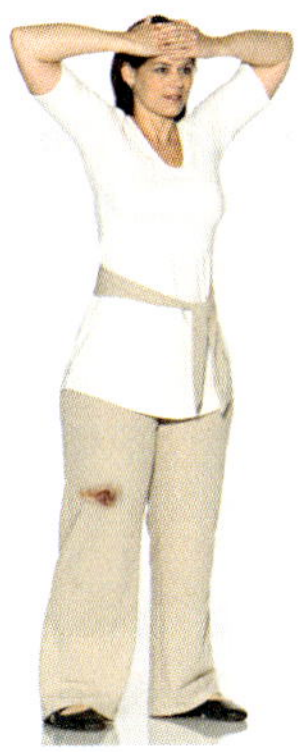

▸ ***Wählen Sie eine dieser zwei Übungen aus***

	Einsteiger	Fortgeschrittene	Profis
24	1 x 10 Sekunden	2 x 10 Sekunden	3 x 10 Sekunden
25	1 x 10 Sekunden	2 x 10 Sekunden	3 x 10 Sekunden

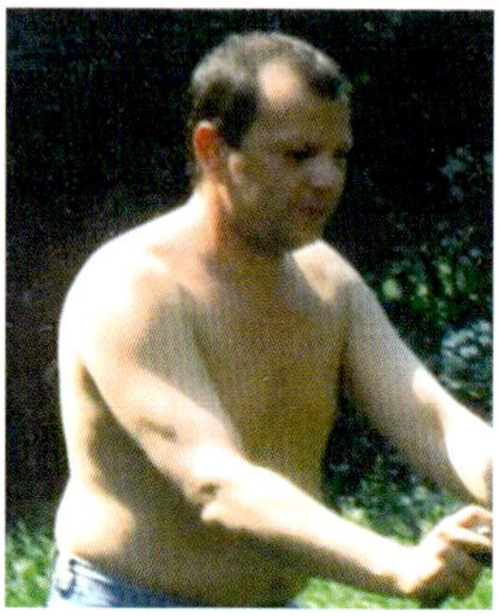
Dr. Karoly Tüz vorher

Alles begann auf der Intensivstation
von Dr. Karoly Tüz

Den ersten Tag auf der Intensivstation habe ich nur mehr dunkel im Gedächtnis, es war der schwärzeste Tag in meinem Leben. Der Schatten der Vergangenheit verblasst jetzt langsam, verschwindet im Nebel der Erinnerung.
Wie sich alles zugetragen hat, weiß ich im Grunde nur mehr aus Erzählungen, und ich habe das Gefühl, sie sprechen von einer anderen Person. Das bin ich im Grunde auch, denn wer mir da aus dem Spiegel entgegenblickt ist ein anderer Mensch als der vor zwei Jahren auf dem Passfoto zu meinem 42. Geburtstag.
Als Anästhesist und Intensivmediziner in einem Landspital hatte ich viel Verantwortung zu tragen. Ich lebte hauptsächlich von mindestens 20 Zigaretten pro Tag und bis zu zehn Tassen Kaffee, um mich zu beruhigen und wach zu halten.
Für Mahlzeiten blieben sowieso nur die kurzen Pausen zwischen den Operationen, in denen ich in aller Eile „irgendwas" – Hauptsache „sättigend" – gegessen hatte. Meist Fertigspeisen wie Pizzas oder Hamburger, Schnitzelsemmeln, Kartoffelsalat mit Mayonnaise und dazu Limonaden.
Um dem Stress des Alltags etwas zu entfliehen, ging ich an dienstfreien Abenden häufig mit Freunden in unsere Stammlokale, wo der Menüplan ähnlich wie der tagsüber aussah, nur anstelle der Süßgetränke bestellten wir Bier oder andere alkoholhältige Getränke.
Als Resultat dieses Lebenswandels nahm

ich, Jahr für Jahr um ein paar Kilos zu, parallel dazu stieg mein Cholesterinspiegel und mein Blutdruck.
Anfangs unmerklich, schließlich wurde ich aber doch immer häufiger von meiner Familie, meinen Bekannten und Kollegen auf mein „gutes Aussehen" aufmerksam gemacht. Dabei hatte ich noch als frisch promovierter Arzt eine schlanke, sportliche Figur, war energiegeladen und voller Tatenddrang.
Obwohl ich als Mediziner genau wusste, dass meine Risikofaktoren eine Zeitbombe darstellten, dachte ich innerlich, „mir wird nichts passieren, wichtig ist, dass die Arbeit vorankommt." Wie falsch diese Annahme war, zeigte mir das Schicksal auf ganz brutale Weise.

Voriges Jahr spürte ich plötzlich einen heftigen Schmerz in der Brust. An den ersten Tag auf der Intensivstation erinnere ich mich nur noch dunkel. Woran ich mich aber mit aller Deutlichkeit erinnere, ist mein Schwur an der Schwelle des Todes, mein Leben grundlegend zu ändern, falls ich überleben sollte. Der „Zufall" half mir dabei, diesen Schwur nicht nur zu halten, sondern jetzt ein genauso schlanker, aber viel leistungsfähigerer und lebensfroherer Mensch zu sein als zu meinen „jungen dynamischen" Jahren nach der Promotion – und das ohne Diäten, ohne hungern, ohne Kasteiungen und ohne Schuldgefühle, dass ich mit Genuss esse und mein Leben trotz der gleichen Arbeit wie vorher ohne Stress in vollen Zügen genieße.
„Unmöglich!" denken Sie.
„Mit Leichtigkeit möglich!" sage ich.

Mich besuchte damals der Kollege **Dr. Bahadori,** der als Internist im selben Spital arbeitet, auf der Intensivstation und schenkte mir ein Exemplar seines Buches. Zuerst dachte ich, es handelt sich um ein normales Diätbuch. Er bestand darauf, dass ich es lesen sollte.

Dieses Buch hat mein Leben vollkommen geändert!

Dr. Karoly Tüz
Anästhesist im LKH Mürzzuschlag

Dr. Karoly Tüz nachher

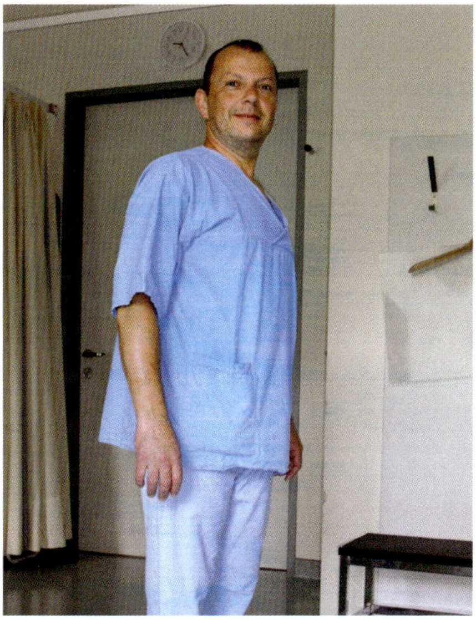

Nordic-Walking

Heute weiß es jeder, Nordic-Walking ist mehr als eine Trendsportart der letzten Jahre.

Nordic-Walking ist das Ideale für den Neu- oder Wiedereinstieg in den Sport. Es werden Ausdauer- Kraft- Gleichgewichts- und Koordinationstraining miteinander optimal verbunden.

Hals,- Nacken,- Schulter,- Rücken,- Arm- und Brustmuskulatur die bekanntlich zu Verkürzung bzw. Abschwächung neigen, werden beim Nordic-Walking zusätzlich zur Beinmuskulatur beansprucht und gestärkt.

Durch den Stockeinsatz sind die Bauchmuskeln bzw. die Rückenstrecker ständig unter Spannung und sorgen für eine erhöhte Stabilität um die Körpermitte.

Beim Nordic-Walking werden Ausdauer- Kraft- Gleichgewichts- und Koordinationstraining miteinander optimal verbunden

Dadurch werden **90 Prozent** der Gesamtmuskulatur trainiert und das doppelt so effektiv als ohne Stöcke. Es ist ein sehr gelenkschonender und verletzungsarmer Sport und für jeden geeignet.

Nordic-Walking senkt den Ruhe- und Belastungspuls und führt so zu einer Ökonomisierung des Herzkreislaufsystems. Die Bewegung an der frischen Luft unterstützt den Stoffwechsel, stärkt das Immunsystem, wirkt sich sehr positiv auf unsere Psyche aus und bewirkt ein allgemein größeres Gesundheitsbewusstsein.

Was brauche ich?

- **Nordic-Walking Stöcke**
  Bestehen im Vergleich zu Wanderstö-

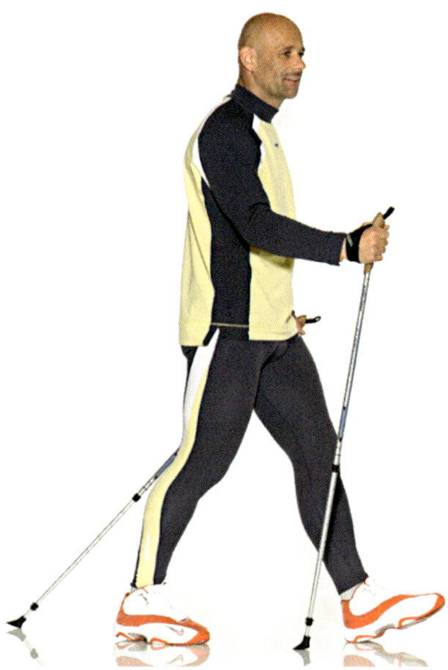

cken aus Glasfaser-Karbon und sind mit speziellen Armschlaufen versehen.
Faustregel: Körpergröße x 0,7 ist die ideale Länge.

- **Schuhe**
  Es muss darauf geachtet werden, dass die Sohle ein rundes Abrollen des Fußes gestattet.
  Walking- oder Laufschuhe, bequeme Freizeitschuhe.
- **Bekleidung**
  Funktionelle Sportbekleidung in der man sich wohl fühlt.
  Für den Anfang reicht eine Jogginghose und ein T-Shirt.
- **Herzfrequenzmessgerät**
  Speziell für den Anfänger eine gute Investition, um sich im richtigen Herzfrequenzbereich zu bewegen, da er seinen Körper noch nicht so genau kennt.

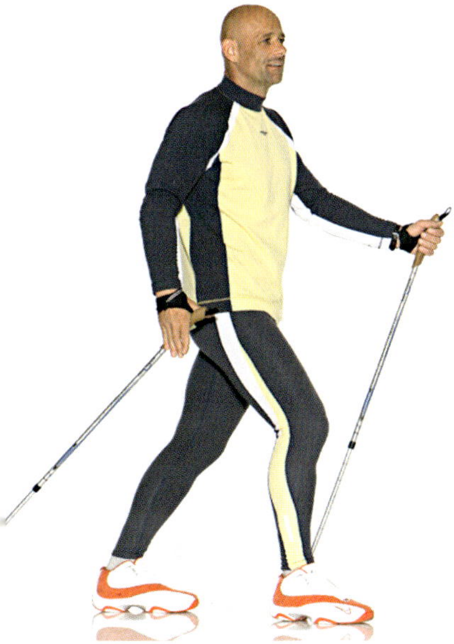

Wie lange?

20 – 45 Minuten bis zur 4. Woche.
45 – 90 Minuten danach.

Wie oft?

Zweimal in der Woche wäre der ideale Einstieg.

Welche Intensität – Tempo?

Zur Groborientierung dient die **Atemkontrolle.** Wenn Sie sich mit Ihrem Trainingspartner flüssig unterhalten können passt die Intensität – das Tempo.

Wie funktioniert es?

Technik

- Sie bewegen jeweils den rechten Fuß und die linke Hand bzw. den linken Fuß und die rechte Hand nach vor – immer diagonal bewegen.
- Je stärker Sie die Stöcke einsetzen, desto größer werden Ihre Schritte bzw. Ihr Tempo.

Beinarbeit

- Der Fuß setzt mit der Ferse auf und wird über den gesamten Mittelfuß abgerollt und mit dem Fußballen abgedrückt.
- Das Knie beim Aufsetzen des Fußes nicht ganz durchdrücken, um die Belastung auf das Knie und den Meniskus gering zu halten.

- Durch das Anspannen des Fußrückens mit der Schienbeinmuskulatur beim Aufsetzen des Fußes und durch das Anspannen der Wadenmuskulatur beim Abdrücken des Fußes entsteht eine so genannte „Muskelpumpe in den Unterschenkel".

Handarbeit

- Der Stock wird zwischen den Beinen seitlich am Boden aufgesetzt. Je schneller und je steiler das Gelände ist, desto weiter vorne wird der Stock aufgesetzt.
- Der Stock wird mit der ganzen Hand umfasst und Druck aufgebaut. Wenn Sie den Arm fast ganz durchgestreckt haben, lockern Sie den Griff und die Finger werden zur Gänze geöffnet, dadurch entsteht die „Muskelpumpe für den Oberkörper."

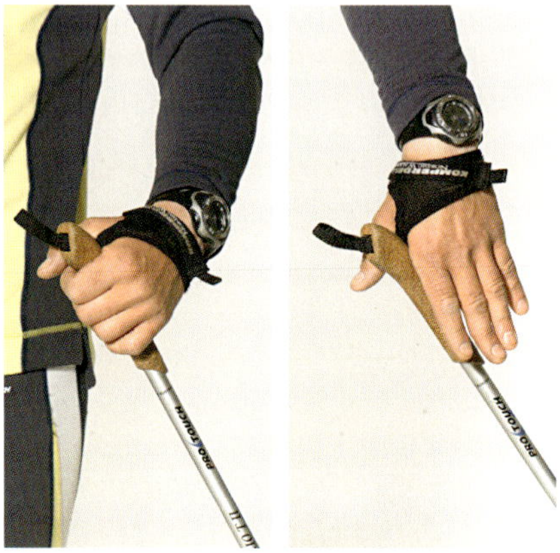

- Den Stock ziehen Sie wieder nach vor und setzen ihn diagonal zum gegenüberliegenden Bein auf.
- Der Oberkörper ist leicht nach vor geneigt, der Kopf blickt zum Horizont, Schultern nicht hochziehen.

Wir wünschen Ihnen viel Spaß mit Ihrer neu entdeckten Sportart!

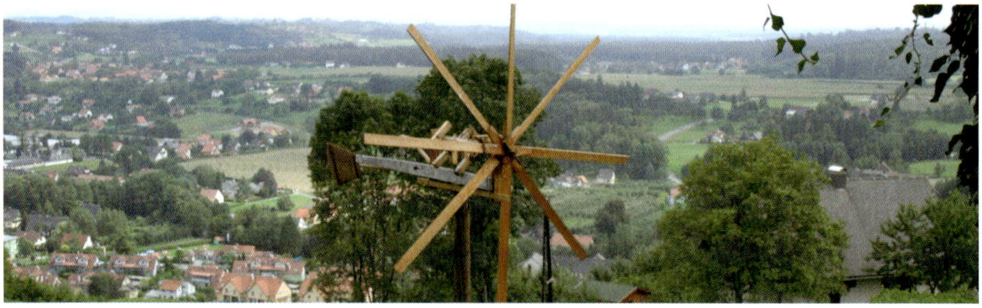

Wir wünschen viel Erfolg und Spaß bei „Stufe 2" unseres Konzeptes.
Bitte schlagen Sie Ihr Buch an dieser Stelle zu und lesen Sie erst in 14 Tagen weiter.

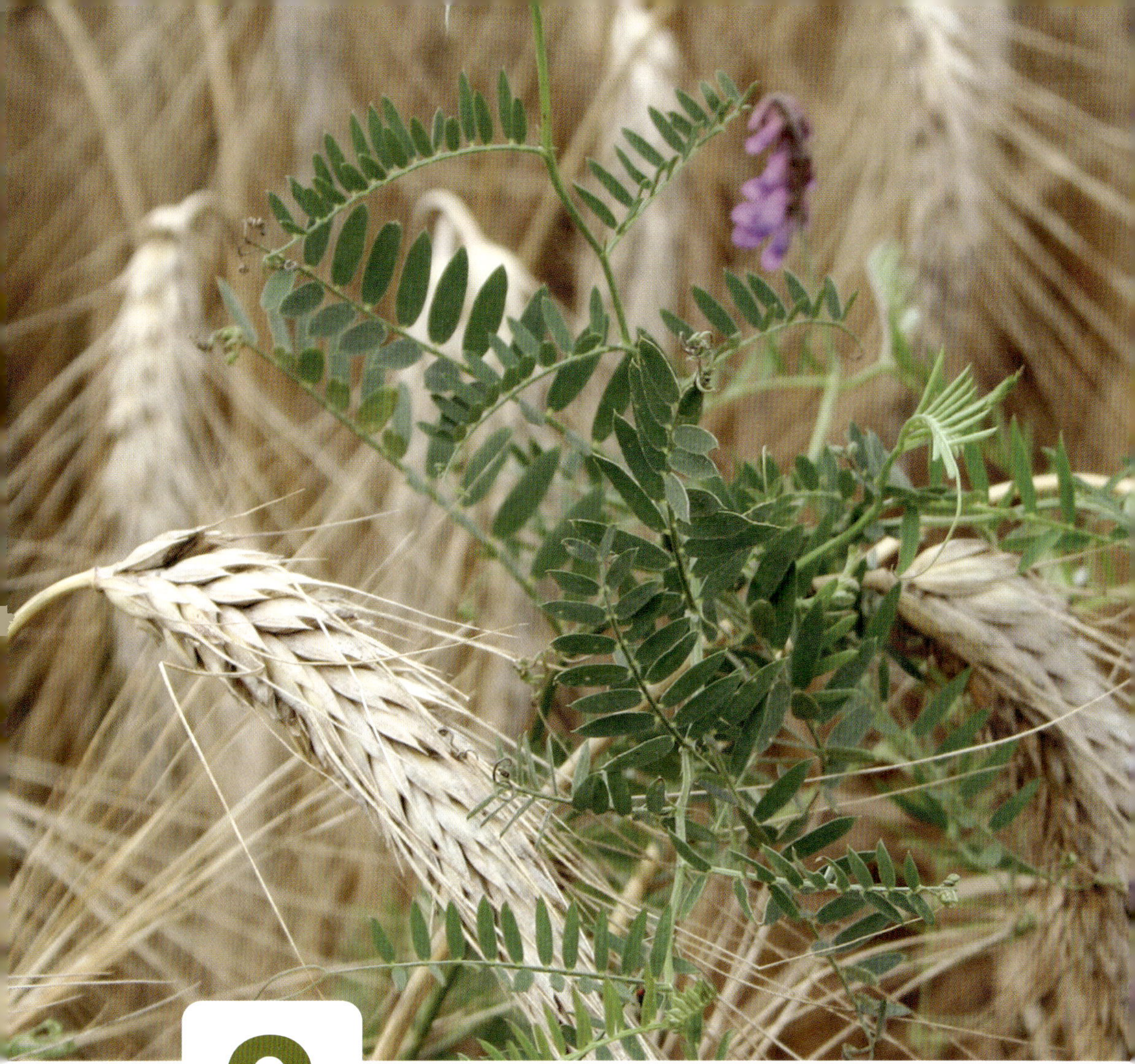

3 Der Weg zum gesunden Stoffwechsel

Stufe 3 - Teil 1

Bevor wir den dritten Schritt machen, möchten wir Sie noch einmal an die Fastenphasen die 12-stündige Fastenzeit in der Wachphase oder 14 – 16 Stunden Fastenzeit in der Schlafphase und das Bewegungsprogramm erinnern, das dem Aufbau der Ausdauerbewegung und des Muskelaufbaus dient. Wir wissen, auf dem Weg zu uns selbst zählt jeder Schritt. Bitte überprüfen Sie sich selbst, indem Sie die Uhren und die Yin- und Yangzeichen nie unausgefüllt lassen.

Im folgenden Teil möchten wir Ihnen zeigen, wie durch die richtige Auswahl von Nahrungsmittel, diese Lebensmittel wirklich wieder zu einem Mittel zum Leben werden können.

Wir möchten Ihnen zeigen, wie Sie durch die richtige Auswahl der Nahrungsmittel die Fettverbrennung steigern. Übertrieben ausgedrückt – essen Sie jetzt um abzunehmen!

Dafür wollen wir Ihnen einige ernährungswissenschaftliche Hintergründe erläutern. Lassen Sie sich nicht davon abschrecken, dass der Text hier ein bisschen „dichter" wird. Es geht um ein paar Hintergrundinformationen, die uns helfen unseren Körper noch besser zu verstehen – und darauf kommt es uns ja an.

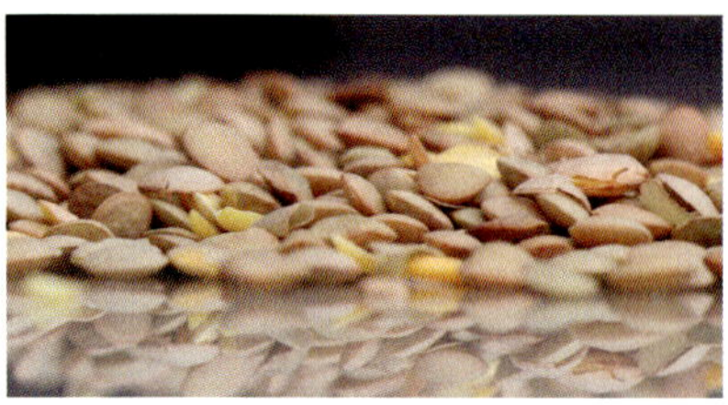

Kann man abnehmen ohne weniger zu essen?

Es geht! Das haben uns die ersten Schritte aus der ersten und zweiten Stufe ja schon gezeigt. Jetzt wollen wir uns in einem weiteren Schritt mit einigen Ernährungsgrundlagen beschäftigen.

Wissenschaftliche Studien der letzten Jahren haben versucht immer wieder zu belegen, dass in der Hauptsache ein übermäßiger **Fettkonsum** für eine Gewichtszunahme verantwortlich ist.

Kohlenhydrate dagegen, so wurde lange behauptet, hätten keine Auswirkungen auf unser Gewicht. Es konnte aber nicht erklärt werden, warum viele Menschen, die ihren Fettkonsum einschränkten, trotzdem nicht abnahmen. Darum untersuchte man in einem weiteren Schritt verstärkt die Kohlenhydrate. Dabei wurde festgestellt, dass unterschiedliche Nahrungsmittel mit gleicher Kohlenhydratmenge zu einem unterschiedlichen Anstieg des Blutzuckerspiegels führen.

Wir wissen bereits: Je höher der Blutzuckerspiegel ist, desto größer ist auch die Insulinausschüttung.

Was in der Folge bedeutet: **Je größer die Insulinausschüttung, umso geringer ist die Fettverbrennung!**

Die Kalorienmenge der Kohlenhydrate ist bedeutungslos. Wichtig ist zu wissen, wie groß das Potential verschiedener Kohlenhydrate ist, um den Blutzuckerspiegel zu heben – und für wie lange. Und genau das kann heute gemessen werden!

Mit dem Glykämischen Index.

Was ist der Glykämische Index?

Mit dem Glykämischen Index kann gemessen werden, welche Kohlenhydrate den Blutzuckerspiegel mehr anheben und welche weniger. Also welche Kohlenhydrate **dick machen** – weil sie den Insulinspiegel deutlich anheben und welche nicht – weil sie den Insulinspiegel nicht so stark beeinflussen. Darum gilt:

je niedriger der Glykämischen Index einer bestimmten Kohlenhydratsorte ist, umso besser und ungehinderter funktioniert die Fettverbrennung in unserem Körper.

Mehrere Studien belegen, dass allein durch eine Auswahl an Nahrungsmitteln mit einem niedrigeren Glykämischen Index eine Gewichtsreduktion von bis zu **zehn Kilogramm** in einem Jahr möglich ist. Die richtigen Lebensmittel können also ein Mittel zum Abnehmen sein! Wir brauchen nicht einmal die zugeführte Kalorienmenge zu kontrollieren. Und können uns geschmackvolle Mahlzeiten zubereiten, wie wir gleich sehen werden.

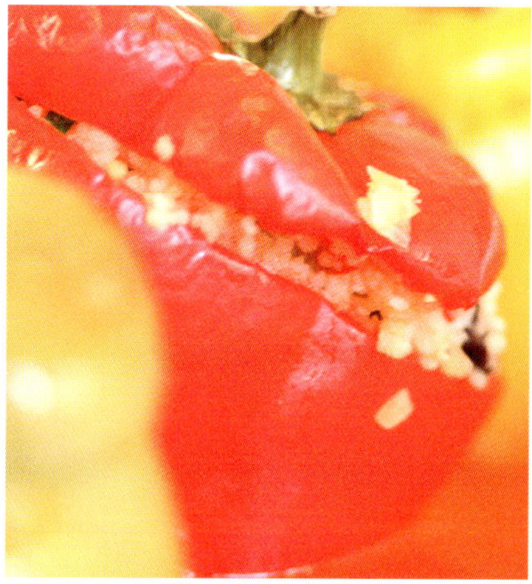

Wovon hängt der Glykämische Index ab?

Die gleiche Kalorienanzahl zweier Lebensmittel kann, oberflächlich gesehen, die gleiche Wirkung auf den Körper haben.
Tatsächlich aber spielt die Kalorienanzahl eines Kohlenhydrates nur eine untergeordnete Rolle.
Viel wichtiger bei den Kohlenhydraten ist der **Glykämische Index.**

Der Glykämische Index hat sich in den letzten Jahren zu einem spannenden wissenschaftlichen Kapitel entwickelt. Es wurde gezeigt, dass die gleiche Menge an Kalorien in Kohlenhydraten, den Blutzuckerspiegel unterschiedlich hebt.
Für alle, die ins Gleichgewicht kommen wollen, wird aber noch ein Effekt interessant: Wenn der Blutzuckerspiegel angehoben ist (d.h., wir haben Lebensmittel mit höherem Glykämischen Index gegessen), wird auch eine viel größere Menge an Insulin ausgeschüttet. Sie erinnern sich hoffentlich noch:

Insulin ist das Hormon, das uns mästet!

Sie sehen also, Kalorien, sind nicht gleich Kalorien.

Unterschiedliche Sorten des gleichen Nahrungsmittels können einen unterschiedlichen Glykämischen Index haben!

Ein gutes Beispiel zur Erklärung finden wir im **Reis.**
Reis gilt seit jeher als Schlankmacher, aber **Vorsicht: Reis ist nicht gleich Reis!** Rundkornreis hat einen sehr hohen Glykämischen Index (ca. 70), während Langkornreis einen wesentlich niedrigeren Index (ca. 50) besitzt. Am niedrigsten ist der Glykämische Index bei Parboiled Reissorten und Naturreis (ca. 32).

Oftmals kommt es auch auf die Zubereitungsmethode an, um einen besseren Effekt zu erzielen!

Rohe Karotten haben einen niedrigen Glykämischen Index (ca. 35), während gekochte Karotten einen hohen Glykämischen Index (ca. 85) haben.
Der Glykämische Index von Kartoffeln steigt, je nach Zubereitungsmethode. 65, wenn sie mit Schale gekocht werden; 70, wenn sie vor dem Kochen geschält werden; 90, wenn sie zu Püree verarbeitet werden und 95, wenn sie im Ofen gebacken oder frittiert werden.

Sophia Loren nennt als ihr persönliches Schönheitsgeheimnis immer **Pasta.** Aber wie alle Italiener kocht sie ihre Nudeln **al dente.** Sind die Nudeln nämlich al dente gekocht, haben sie einen Glykämischen Index von 50, während weich gekochte Nudeln einen Glykämischen Index von 65 haben.

Ballaststoffe und Proteingehalt

Nahrungsmittel, die Ballaststoffe und Proteine enthalten, haben im Vergleich zu anderen stärkehaltigen Nahrungsmitteln wie Kartoffeln einen sehr niedrigen Glykämischen Index. Bevorzugt verwenden Sie ab jetzt Linsen und Sojabohnen (ca. 22 bis 33).

Verarbeitungsprozess der Nahrungsmittel

Weiße Teigwaren, die mit hohem Druck hergestellt werden (z.B. Spaghetti), haben einen sehr niedrigen Glykämischen Index (ca.40).

Organische Säuren

Organische Säuren verzögern die Aufnahme von Zucker im Darm und verhindern damit eine hohe Insulinausschüttung. Daher hat Sauerteigbrot einen wesentlich niedrigeren Glykämischen Index, als mit Germ-/Hefeteig zubereitetes Brot und Gebäck.

Essig und Zitronensaft beeinflussen ebenso die Aufnahme von Zucker im Darm und somit den Blutzuckeranstieg.
Eine Studie aus dem Jahr 2005 hat gezeigt, dass 20 ml fünfprozentigen Apfelessigs verdünnt mit 40 ml Wasser vor dem Essen getrunken, den Blutzuckeranstieg um 20 Prozent senken.

Vorab wollen wir Ihnen aber eine Tabelle zeigen, die verschiedene Nahrungsmittel nach dem Glykämischen Index (GI) aufschlüsselt:

*getrocknet | **gekocht

Lebensmittel	GI	Übliche Portionsgröße	Verfügbare Kohlenhydrate (g)	GL	GI Level
Bohnen und Hülsenfrüchte					
Kichererbsen, */ **	32	1 Portion (150 g)	24	8	niedrig
Grüne Bohnen, **	33	1 Portion (150 g)	7	2	niedrig
Kidneybohnen aus der Dose	36	1 Portion (150 g)	25	9	niedrig
Linsen grün/ braun, */ **	30	1 Portion (150 g)	15	4	niedrig
Linsen rot, */ **	26	1 Portion (150 g)	15	4	niedrig
Sojabohnen, */ **	18	1 Portion (150 g)	4	1	niedrig
Brot und Gepäck					
Semmel	73	1 Stück	28	20	hoch
Roggenbrot	86	1 Scheibe (40 g)	18	16	hoch
Baguette	95	1 Scheibe (30 g)	16	15	hoch
Pumpernickel	50	1 Scheibe (40 g)	15	7	niedrig
Roggenbrot, Sauerteig	48	1 Scheibe (40 g)	18	9	niedrig
Weizenbrot, Sauerteig	54	1 Scheibe (40 g)	18	10	niedrig
Vollkornbrot 100%	51	1 Scheibe (40 g)	16	8	niedrig
Frühstückscerealien und Getreide					
Corn flakes	77	1 Portion (30 g)	25	20	hoch
Hirse, **	71	1 Portion (150 g)	35	25	hoch
Couscous, **	65	1 Portion (150 g)	14	9	mittel
Polenta, **	68	1 Portion (150 g)	13	9	mittel
Buchweizen, **	54	1 Portion (150 g)	29	16	niedrig
Bulgur, verzehrsfertig	48	1 Portion (150 g)	26	12	niedrig
Quinoa, **	53	1 Portion (150 g)	26	14	niedrig
Milchprodukte					
Milch, vollfett	27	¼ Liter	12	3	niedrig
Milch, fettreduziert	32	¼ Liter	12	4	niedrig
Jogurt natur	36	1 Becher (200 g)	9	3	niedrig
Jogurt natur, fettarm	35	1 Becher (200 g)	12	4	niedrig
Eiscreme	62	1 Kugel (50 g)	10	6	mittel
Obst					
Wassermelone	76	1 Portion (125 g)	10	8	hoch
Marille	57	1 Stück (40 g)	3	2	mittel
Marillen, aus der Dose	64	1 Dose (425 g)	72	46	mittel
Pfirsich, aus der Dose	57	1 Dose (425 g)	70	40	mittel
Ananas	59	1 Stück (1 Kg)	124	73	mittel
Rosinen	64	100 g	68	43	mittel

*getrocknet | **gekocht

Lebensmittel	GI	Übliche Portionsgröße	Verfügbare Kohlenhydrate (g)	GL	GI Level
Feigen, *	61	100 g	54	33	mittel
Äpfel	38	1 Stück (170 g)	19	7	niedrig
Reife Banane	52	1 Stück (150 g)	32	17	niedrig
Kirschen	22	10 Stück (50 g)	7	1	niedrig
Grapefruit	25	1 Stück (350 g)	26	7	niedrig
Kiwi	53	1 Stück (80 g)	7	4	niedrig
Weintrauben	49	10 Stück (60 g)	9	5	niedrig
Mango	51	1 Stück (250 g)	32	16	niedrig
Orange	42	1 Stück (150 g)	12	5	niedrig
Pfirsich	42	1 Stück (140 g)	13	6	niedrig
Pflaume	39	1 Stück (40 g)	4	2	niedrig
Erdbeeren	40	10 Stück (80 g)	4	2	niedrig
Birne	38	1 Stück (170 g)	21	8	niedrig
Marillen, *	30	100 g	48	14	niedrig
Pasta und Reis					
Jasminereis, **	109	1 Portion (150 g)	42	46	hoch
Gnocchi, **	68	1 Portion (170 g)	48	33	mittel
Reis parboiled	60	1 Portion (150 g)	41	35	mittel
Naturreis, **	66	1 Portion (150 g)	41	32	mittel
Risottoreis, **	69	1 Portion (150 g)	42	29	mittel
Basmatireis, **	58	1 Portion (150 g)	42	24	mittel
Wildreis, **	57	1 Portion (150 g)	29	17	mittel
Langkornreis, **	50	1 Portion (150 g)	42	21	niedrig
Spaghetti, **	44	1 Portion(210 g)	52	23	niedrig
Vollkornspaghetti, **	42	1 Portion (210 g)	52	22	niedrig
Aufstriche und Süßungsmittel					
Glucose (Traubenzucker)	100	100 g	100	100	hoch
Zucker (weiß)	60	1 Teelöffel (5 g)	5	3	mittel
Fructose (Fruchtzucker)	20	100 g	100	20	niedrig
Gemüse					
Pastinake, **	97	1 Portion(100 g)	10	10	hoch
Kartoffeln, **	72	1 Stück (70 g)	10	10	hoch
Pommes Frites	75	1 Portion (250 g)	90	67	hoch
Kartoffelpüree	83	1 Portion (150 g)	19	15	hoch
Rote Rüben (a. d. Glas)	64	1 Glas (150 g)	29	18	mittel
Karotten, **	41	1 Portion (150 g)	5	2	niedrig
Süßkartoffeln	48	1 Portion (150 g)	26	13	niedrig

(Alle übrigen Gemüsearten haben einen sehr niedrigen Glykämischen Index!)

In den letzten Jahren sind viele unterschiedliche Tabellen mit Angaben zum Glykämischen Index erschienen, was zu Unsicherheiten geführt hat.
Die Angaben in diesem Buch stammen aus der einzigen medizinisch zuverlässigen Quelle, nämlich die ***Internationale Tabelle des Glykämischen Indexes,*** *die alle paar Jahre im* ***American Journal of Clinical Nutrition*** *veröffentlicht wird.*

Sie sehen: Wir brauchen unsere Ernährungsgewohnheiten gar nicht um 100 Prozent umzustellen – wer will schon ein Leben lang auf Süßigkeiten verzichten? Auf Ihrem Teller liegt weder nur ein Radieschen noch sieht alles „Grau in Grau" aus. **Ganz im Gegenteil:** Mit der richtigen Auswahl an für uns günstigen Kohlenhydraten können wir schmackhafte Speisen zubereiten und einen zusätzlichen Gewinn in Bezug auf eine Gewichtsabnahme erzielen.
Wenn Sie Ihre Ernährung durch eine langsame und behutsame Umstellung vollständig an einem niedrigeren Glykämischen Index ausrichten, werden Sie feststellen, dass auch das Verlangen des Körpers nach „Süßem" automatisch zurückgeht. Und dies ohne dass Sie sich beherrschen oder den Wunsch nach Süßigkeiten unterdrücken müssten.
Schon kleine Veränderungen können unsere Ernährung wieder zu einem Lebens-Mittel machen. Zum Beispiel dadurch, dass wir:

- den Konsum von Weißbrot verringern wo es geht (Weißbrot hat einen gleich hohen Glykämischen Index wie Traubenzucker, nämlich 100!),
- auf Polenta verzichten, keine Cornflakes und Popcorn und stattdessen Haferflocken oder ungezuckerte Müslis essen,
- darauf achten, dass wir Teigwaren nicht zerkochen, Nudeln also besser al dente essen sollten – die übrigens auch viel besser schmecken,
- Kartoffeln auch einmal mit der Schale kochen,

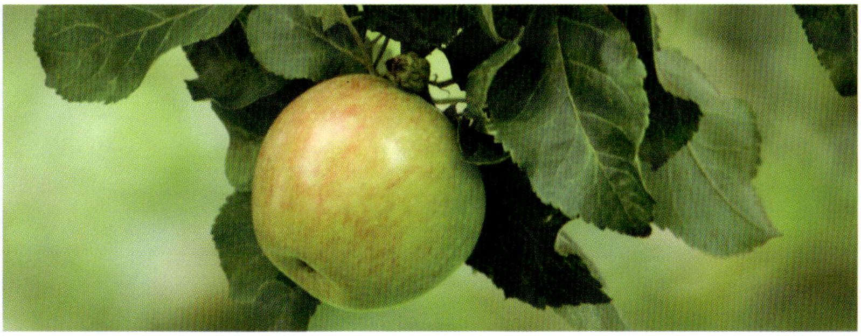

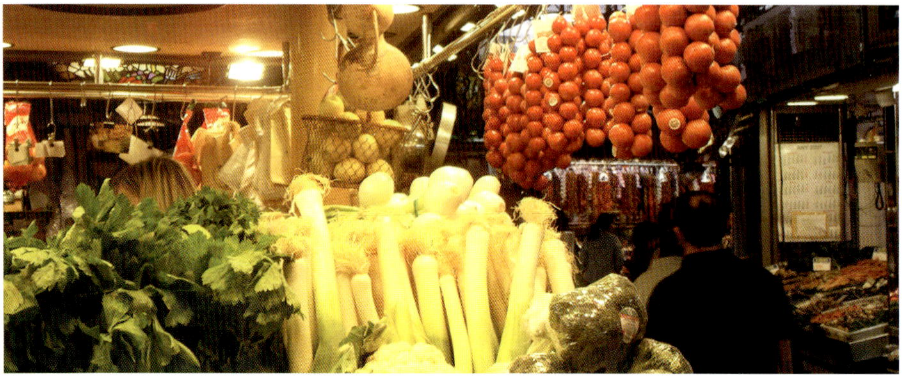

- vermehrt Milchprodukte wie z.B. Jogurt essen, das einen niedrigen Glykämischen Index hat und darüber hinaus sehr kalziumhaltig ist,
- Rohschinken stärkehaltigen Wurstsorten vorziehen,
- heimische Obstsorten wie Äpfel, Birnen, Kirschen essen und auf tropisches Obst wie Ananas oder Maracuja, die einen sehr hohen Glykämischen Index haben, verzichten,
- den Verzehr von Süßigkeiten reduzieren und sollte uns doch einmal der Gusto nach etwas Süßem überkommen – lieber ein Stück dunkle Schokolade essen (die einen sehr hohen Kakaoanteil (70 Prozent) und sehr viel Magnesium enthält),
- wir versuchen, wirklich auf alle zuckerhaltigen Getränke zu verzichten, auch auf so genannte Light-Produkte,
- berücksichtigen, dass von allen alkoholischen Getränken Bier den höchsten Glykämischen Index (110) hat. Darum trinken wir, wenn wir wirklich einmal ein Glas zum Essen trinken möchten, lieber Wein als Bier,
- zu jeder Mahlzeit eine große Portion Salat mit viel Essig essen oder ein Glas Wasser mit frisch gepresstem Zitronensaft trinken. Denn Essig und Zitronensaft beeinflussen die Aufnahme von Zucker im Darm und haben dadurch einen günstigen Effekt auf den Blutzuckerspiegel. Ein alternatives Erfrischungsgetränk im Sommer wäre einmal unser Essiggetränk vor einer Mahlzeit. Probieren Sie es doch einmal aus.

Sie sehen, es ist nicht so schwer mit kleinen Tricks im Alltag Erfolg zu haben. Damit Sie einen Überblick haben, welche Glykämische Index-Werte für Sie gut sind und welche nicht:

- Kohlenhydrate mit einem Glykämischen Index unter 55 Prozent sind sehr gut als Unterstützung auf Ihrem Weg zum Gleichgewicht. Von einem mittleren GI spricht man bei Werten von 56 – 59 Prozent. Kohlenhydrate mit einem Glykämischen Index der höher als 70 Prozent ist, sollten eher in Ausnahmefällen auf Ihren Speiseplan.

In letzter Zeit spricht man, neben dem Glykämischen Index auch von der Glykämischen Last. Bezieht man sich beim Glykämischen Index auf die Qualität der Kohlenhydrate, nimmt man bei der Glykämischen Last auch noch die Quantität, die Menge der Kohlenhydrate Ihres Lebensmittels, in die Berechnung mit hinzu. Die Formel für die Glykämische Last lautet:

Glykämische Last = (Glykämischer Index des Lebensmittels x Kohlenhydratmenge des Lebensmittels pro Portion (in Gramm))/ 100.

Wir möchten den Begriff der Glykämischen Last hier nur der Vollständigkeit wegen erwähnt haben, da sich die „guten“ oder „schlechten“ Kohlenhydrate in ihrer Wertung im GI, kaum gegenüber der im GL ändern.
Die einzigen, die von der Glykämischen Last profitieren, sind die Karotten (Möhren), die lange Zeit als Nahrungsmittel mit hohem Glykämischen Index einen schlechten Ruf hatten. Sie haben eine geringe Glykämische Last und sollten unbedingt gegessen werden, da sie ein wichtiger Vitamin-A-Lieferant sind.

Wir möchten hier noch einmal betonen, dass es bei unserem Konzept keine Gebote und Verbote gibt. Diese Regeln sind als Empfehlungen zu verstehen. Wir wollen keine komplette 100prozentige Umstellung der Kohlenhydrat-Ernährungsgewohnheiten, denn so etwas ist in der Regel nicht durchführbar. Sie erhalten hier Empfehlungen, die den Effekt unseres Konzeptes verstärken. Mit Ihrem Zutun können Sie den Erfolg Ihrer Gewichtsabnahme selbst steuern. Gelingt Ihnen die Umstellung auf Nahrungsmittel mit niedrigem Glykämischen Index – sehr gut. Gelingt es Ihnen nicht – versuchen Sie es bei Ihrer nächsten Mahlzeit!

Nutzen Sie die nächsten 14 Tage dazu, um aus Nahrungsmitteln peu à peu wieder ein Mittel zum Leben zu machen! Versuchen Sie darum, möglichst Lebensmittel mit einem niedrigeren Glykämischen Index auf ihren Speisezettel zu bringen.
Natürlich halten wir unsere Fastenzeiten weiter ein, was uns inzwischen ja gar keine allzu großen Schwierigkeiten mehr bereitet, oder? Wir schaffen es auch, regelmäßig unsere Entspannungs- und Bewegungsübungen zu machen.
Wunderbar!

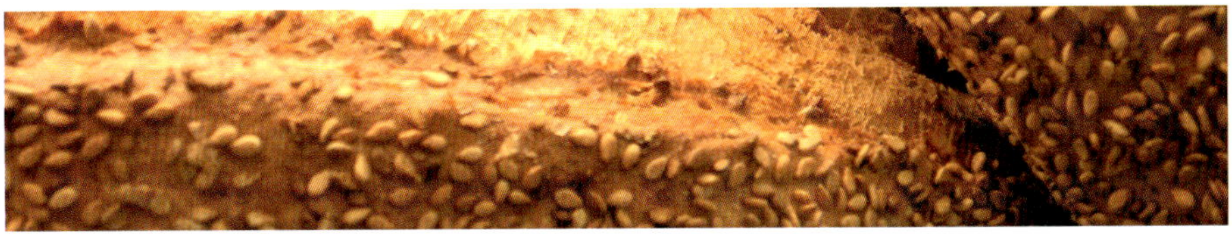

Wir wünschen viel Erfolg und Spaß bei „Stufe 3 - Teil 1“ unseres Konzeptes.
Bitte schlagen Sie Ihr Buch an dieser Stelle zu und lesen Sie erst in 14 Tagen weiter.

Stufe 3 - Teil 2

Weitere Schritte zu einem gesunden Stoffwechsel

Wie immer zu Anfang eines jeden neuen Kapitels wiederholen wir kurz die wichtigsten Inhalte der letzten Stufe:

Wir haben gesehen, Kohlenhydrate sind für unsere Ernährung sehr wichtig, aber sie können auch zur Verfettung unseres Körpers führen, wenn sie einen hohen Glykämische Index haben und verursachen, je nach Beschaffenheit einen hohen oder niedrigen Insulinspiegel.
Was sich daraus ergibt, ist ganz einfach:

- je **höher** der Insulinspiegel, desto **niedriger** ist die Fettverbrennung
- je **niedriger** der Insulinspiegel, desto **höher** ist die Fettverbrennung!

Der Glykämische Index ist darum ein sehr hilfreiches Mittel, um „schlechte" von „guten" Kohlenhydraten unterscheiden zu können. Je **niedriger** (also „gut") der **Glykämische Index** ist, umso besser funktioniert die **Fettverbrennung** in unserem Körper.
Weil die Grundregeln zur Senkung des Glykämischen Indexes sehr wichtig sind, gibt Ihnen die Tabelle noch einmal eine Übersicht, was Sie lieber anstelle von … essen sollten:

Um einen gesünderen Stoffwechsel zu gewährleisten

meiden Sie ...		nehmen Sie statt dessen ...
Weißbrot, Mischbrot, Semmeln/ Brötchen, Baguette	➡	Vollkornbrot, Sauerteigbrot, Pumpernickel
Cornflakes, Fertigmüsli mit Zucker	➡	Vollkornhaferflocken, selbst zubereitetes Müsli
Kompott, Marmelade	➡	frisches Obst
Rundkornreis, poliertem Reis	➡	Parboiled Reis, Basmati Reis
gebackene Kartoffel, Kartoffelpüree	➡	Kartoffeln in der Schale gekocht
gekochtem Gemüse (v. a. Karotten)	➡	Rohkost oder bissfest gegartes Gemüse
Wurst, Wurstwaren	➡	Rohschinken
tropische Früchten	➡	heimisches Steinobst
ein Glas Bier	➡	ein Glas Wein

Haben Sie inzwischen ausprobiert...

- die Kohlenhydrate nicht zu zerkochen (Nudeln immer al dente), denken Sie an Sophia Loren
- ein Glas Wasser mit frisch gepresstem Zitronensaft vor möglichst jeder Mahlzeit zu trinken
- vor jeder Mahlzeit Salat mit viel Essig zu essen
- den Zucker zu reduzieren
- und Obst frisch zu konsumieren

...und bemerkt, wie gut das schmeckt?

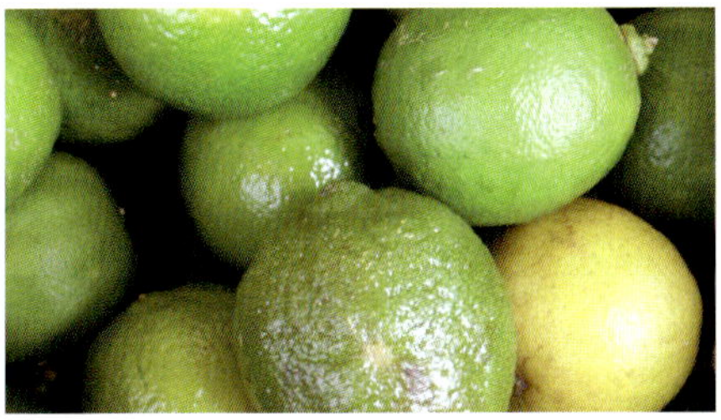

Noch eine Bemerkung dazu, warum wir lieber, frisches Obst essen sollten:
Bei der Herstellung von Fruchtsäften werden wertvolle Faserstoffe **zerstört.** Orangen haben zum Beispiel einen Glykämischen Index von 39, Orangensaft dagegen einen Glykämischen Index von 60. Statt einem, aus drei frisch gepressten Orangen hergestellten Orangensaft, essen wir lieber eine Orange und vergleichen den Sättigungseffekt.
Bei Hülsenfrüchten, wie zum Beispiel bei Bohnen und Linsen, achten wir darauf, dass wir frische und nicht in Dosen abgefüllte kaufen. Denn auch durch das Konservierungsverfahren erhöht sich der Glykämische Index um ein Vielfaches.
Zu unserer Ernährung gehören aber nicht nur die Kohlenhydrate. Darum erhalten Sie auf den folgenden Seiten einige Informationen über das, was Sie schon immer über **Fette** und **Eiweiße** wissen wollten.

Fette und Öle

Fett in der Nahrung wurde jahrzehntelang als Dickmacher verurteilt, warum das nicht immer stimmt und wieso Fett nicht immer gleich Fett ist, möchten wir auf den nächsten Seiten genauer betrachten.

Die landläufige Meinung Fett sei insgesamt ungesund, stimmt nicht und ist sehr undifferenziert. Eine wichtige wissenschaftliche Erkenntnis der letzten Jahre besteht darin, dass nachgewiesen werden konnte: Nicht alle Fette beinträchtigen unsere Gesundheit so sehr, wie bisher angenommen. Am Anfang dieses Kapitels haben wir Ihnen gezeigt, dass Kohlenhydrate ein wichtiger Bestandteil unserer Ernährung sind.
Einen genauso hohen Stellenwert haben **Nahrungsfette,** als Bestandteil unserer Ernährung. Zum einen stellt Fett als Hauptenergielieferant pro Gramm mehr als doppelt so viele Kalorien bereit als die anderen beiden Nährstoffe „Eiweiß" und „Kohlenhydrate".
Aber was noch wichtiger ist:

ohne Fettaufnahme könnte unser Körper lebenswichtige Funktionen gar nicht ausführen.

Nahrungsfett liefert uns bestimmte Fettsäuren, die der Körper selbst nicht herstellen kann, aber unbedingt zum richtigen Funktionieren braucht. Da diese Fettsäuren lebenswichtig sind, werden sie als essenzielle Fettsäuren bezeichnet. Ohne Fett würden den Zellen wichtige Bausteine fehlen.

Sie sehen also, ganz im Sinne unseres Programms möchten wir auch in diesem Kapitel nicht verbieten und verdammen, sondern Ihnen zeigen, welche Fette für Ihren Körper gut sind und welche Fette nicht.

Zu Beginn machen wir einen kleinen Ausflug in die Welt der Chemie:

Fette und Öle bestehen aus einem kugelförmigen Körper, dem Glycerin und drei daran hängenden Ketten, den Fettsäuren, weswegen sie auch als „Triglyceride" bezeichnet werden. Anhand dieser Fettsäuren können wir das „gute" von dem „schlechten" Fett trennen.

Bei den **Fettsäuren** unterscheidet man drei verschiedene Arten:

- die **gesättigten** Fettsäuren
- die **einfach ungesättigten** Fettsäuren
- die **mehrfach ungesättigten** Fettsäuren (Omega-6-Fettsäuren und Omega-3-Fettsäuren).

Was diese Fettsäuren zu den erwünschten oder unerwünschten macht, sind die Funktionen, die sie in unserem Körper erfüllen. Die folgende Tabelle gibt einen Überblick:

↑ = erhöht ↓ = senkt

Fettsäure-Art	Beispiele	Wirkungen	Quelle
gesättigte Fettsäuren	Laurin-, Myristin-, Palmitinsäure	☹ ↑ "schlechtes" LDL-Cholesterin	tierische Fette, fette Wurst, fetter Käse, Kokosfett, Palmfett
einfach ungesättigte Fettsäuren	Ölsäure	☺ ↓ "schlechtes" LDL-Cholesterin, wenn statt gesättigter FS gegessen	Olivenöl, Rapsöl
Omega-6-Fettsäuren	Linol-, (-Linolen-, Arachidonsäure)	☺ ↓ "schlechtes" LDL-Cholesterin ☺ ↑ "gutes" HDL-Cholesterin ☹ entzündungsfördernd	Distel-, Sonnenblumen-, Maiskeim-, Sojaöl
Omega-3-Fettsäuren	Gamma-Linolen-, Eicosapentaen-(EPA) und Docosahexaensäure (DHA)	☺ ↑ Fließeigenschaften des Blutes ☺ ↓ Blutdruck ☺ entzündungshemmend ☺ ↓ „schlechtes" LDL-Cholesterin ☺ ↓ Trigyceridspiegel ☺ ↑ „gutes" HDL-Cholesterin	Fischöl besonders Makrele, Hering, Lachs und Tunfisch; Soja-, Walnuss, Raps-, Leinöl

Das Eskimophänomen

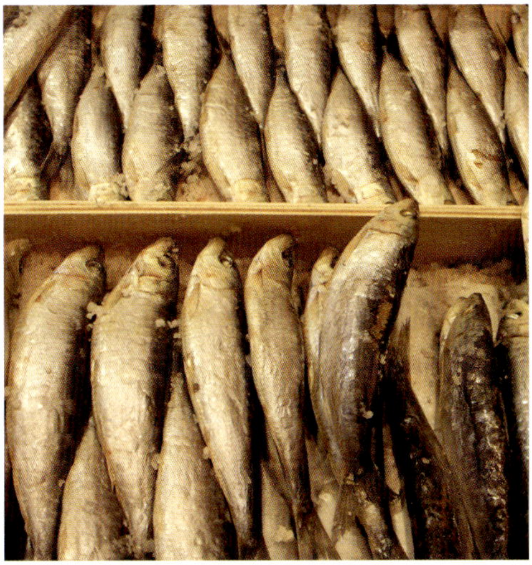

In den 1950iger Jahren erkannte die Wissenschaft, dass die Bewohner Grönlands auffallend wenig Herz-Kreislauferkrankungen erleiden. Die Herzinfarkt- und Schlaganfallrate war erstaunlich niedrig. Genauere Studien verdeutlichten dann, dass die Ernährung ein Hauptfaktor dieser positiven Statistik war. Das Hauptnahrungsmittel der Inuit ist bis heute **Fisch** und daraus resultierend der hohe Omega-3-Fettsäureanteil in der Nahrung.
In der vorigen Tabelle ist auch sehr schön ersichtlich, dass der größte gesundheitliche Nutzen durch Omega-3-Fettsäuren erzielt wird.
Omega-3-reiche Ernährung ist auch sehr wirksam gegen entzündliche, rheumatische Erkrankungen und hilft gegen die Blutgefäßverkalkung. Nicht zuletzt wirkt sich ein hoher Omega-3-Fettsäure-Anteil in der Ernährung auch positiv auf die **Psyche** aus und wirkt antidepressiv. Daher können wir uns den Empfehlungen verschiedener, internationaler Gesundheitsexperten nur anschließen, die mindestens **zwei Fischmahlzeiten** pro Woche empfehlen.

Die positiven Effekte kommen allerdings nur dann richtig zum Tragen, wenn sich das Verhältnis zwischen der Aufnahme an Omega-6- und Omega-3-Fettsäuren zugunsten der Omega-3-Fettsäuren ausfällt. Da üblicherweise die Omega-6-Fettsäuren in unserer Ernährung dominieren, ist es wichtig, deren Quellen einzuschränken und Omega-3-Fettsäure-reichen Lebensmitteln den Vorzug zu geben. Die Verwendung von pflanzlichen Nahrungsmitteln, wie Raps Leinsamen oder Soja, sind ein Anfang.

Rapsöl liefert uns eine beachtliche Menge an Gamma-Linolensäure, aus der im Körper langkettige Omega-3-Fettsäuren gebildet werden, die für unsere Gesundheit so wertvoll sind. Allerdings findet diese Umwandlung nur in relativ geringem Ausmaß statt. Darum empfiehlt es sich Lebensmittel in die Ernährung einzubauen, die bereits von Haus aus diese langkettigen Omega-3-Fettsäuren enthalten. Die beste Wahl dafür sind **Hochseefische** wie Hering, Lachs, Makrele oder Tunfisch. Sie stellen eine optimale Quelle für die wertvollen Fettsäuren EPA und DHA dar. Bereichern Sie deshalb regelmäßig Ihren Speiseplan mit Fischgerichten, Ihre Gesundheit wird es Ihnen danken!

Wo Positives wirkt, gibt es leider auch Negatives zu berichten.

Es gibt tatsächlich Fette, auf deren Verzehr man weitgehend verzichten sollte.

Transfettsäuren sind mehrfach ungesättigte Fettsäuren und sollten eigentlich zu den „Guten" gehören. Leider haben sie aber durch ihre besondere räumliche Struktur alle positiven Eigenschaften verloren.

Transfettsäuren können auf drei verschiedene Arten gebildet werden:

1 im Pansen von Wiederkäuern
2 bei der industriellen Fetthärtung
3 beim hohen Erhitzen von Fett (z.B. Frittieren).

Transfettsäuren, die im Pansen von Wiederkäuern gebildet werden, gehen in der Folge auch in das Fleisch und die Milch dieser Tiere über. Daher sind sie in Lebensmitteln wie Butter, Käse, Wurst und natürlich in Fleisch und Milch von Rind, Lamm, Schaf, Ziege sowie anderen Wiederkäuern enthalten. Diese natürlich vorkommenden Transfettsäuren sind allerdings gesundheitlich unbedenklich.
Transfettsäuren **künstlichen Ursprungs** findet man in billigen Margarinen, Fertigprodukten, Keksen, Chips, Knabbergebäck, Fertigmehlspeisen, Schokolade- und Nuss-Nougat-Cremes sowie in Back- und Frittierfetten. Ihr Einfluss auf die Gesundheit des Menschen ist leider **negativ** zu bewerten. Genauso wie die gesättigten Fettsäuren erhöhen sie das „schlechte" LDL-Cholesterin, senken aber im Gegensatz zu den gesättigten Fettsäuren auch noch das „gute" HDL-Cholesterin. Das macht sie zu den **größten Übeltätern in der Welt der Fette.**
Die Industrie hat auf diese Problematik reagiert; das Vorkommen an Transfettsäuren in Nahrungsmitteln ist rückläufig. Dennoch gibt es immer noch Produkte, die zu hohe Mengen davon enthalten. Deshalb ist es ratsam, potentielle Quellen zu meiden.

Was wir nun verstanden haben sollten ist, dass es beim Fett besonders auf die **Qualität** ankommt. Wenn wir die richtigen Fette und Öle für unsere Ernährung auswählen, schadet dies nicht unserer Fi-

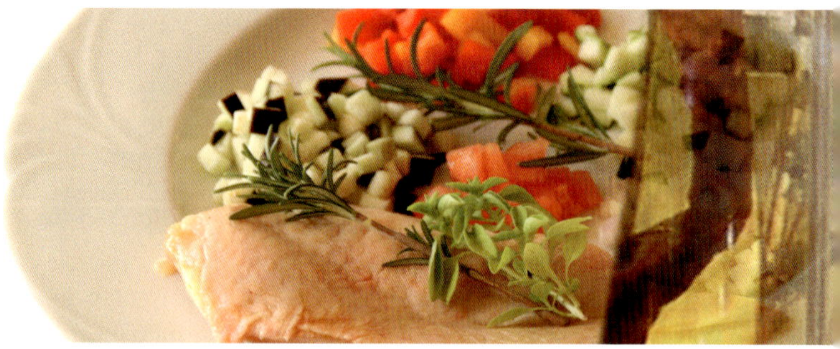

gur, wir tun vielmehr unserer Gesundheit etwas Gutes.

- Das erreichen wir am ehesten, indem wir pflanzlichen Lebensmitteln den Vorzug geben, da diese kaum gesättigte Fettsäuren enthalten.
- Weiters halten wir uns an natürliche Produkte, damit wir uns die Transfettsäuren vom Leibe halten.
- Nicht vergessen wollen wir auf den Fisch, der mindestens zweimal pro Woche auf den Teller kommt.

Wer keinen Fisch essen will, sei es aus geschmacklichen oder ethischen Gründen, hat zwar wenige, aber dennoch Alternativen, um sich ausreichend mit langkettigen Omega-3-Fettsäuren zu versorgen. Eine Möglichkeit ist der Verzehr von **Meeresalgen.** In der modernen Küche lässt sich dieses Lebensmittel gut integrieren, z.B. im **Sushi,** das auch ohne Fisch zubereitet werden kann. Wer keinen Fisch isst, sollte weiters auf die Verwendung von Lein-, Raps- und Sojaöl achten und den Fleischkonsum einschränken, um die Balance zwischen Omega-6- und Omega-3-Fettsäuren so aufrecht zu erhalten, dass die Omega-3-Fettsäuren überwiegen. **Fleisch** enthält große Mengen an der sogenannten **Arachidonsäure,** die entzündungsfördernd wirkt, wenn nicht ausreichend Omega-3-Fettsäuren vorhanden sind. Zusätzlich kann auch die Einnahme von Fischölkapseln die Versorgung mit den langkettigen Omega-3-Fettsäuren gewährleisten. Bitte greifen Sie dabei aber nicht wahllos ins Regal, sondern lassen Sie sich lieber von einem **Arzt oder Apotheker** beraten, um die richtige Dosierung zu finden! Statt einem Verhältnis von Omega-6 zu Omega-3 von 5:1 kommt es bei unseren Ernährungsgewohnheiten oft zu einem Missverhältnis von bis zu höchst ungesunden 50:1!

Omega-9-Fettsäuren werden vom Körper selbst gebildet und müssen daher nicht mit der Nahrung aufgenommen werden. Der wichtigste Vertreter ist die Ölsäure, die besonders reichhaltig in **Oliven- und Rapsöl** enthalten ist.

Wir haben Sie nun sehr intensiv in das Thema Fette hineingeführt, wollten Ihnen

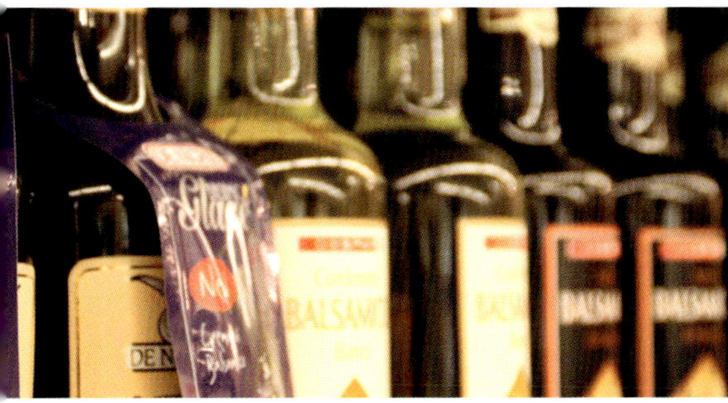

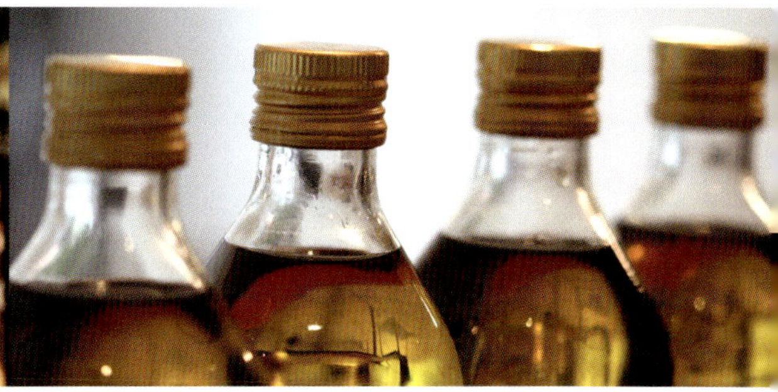

Erklärungen bieten, um Vorurteile und Ängste abzubauen.
Es liegt uns sehr am Herzen, dass Sie verstehen was in Ihrem Körper passiert. Damit Sie aber auch im Alltag mit unseren Ausführungen zu Recht kommen und Sie umsetzen können, haben wir einfache Tipps zusammengestellt.

Kleine Veränderungen im Lebensstil, mit großer Wirkung

Beim Einkaufen

- Gehen Sie **niemals hungrig** einkaufen!
- Schreiben Sie sich vor dem Einkauf eine Liste mit den Dingen, die Sie brauchen und halten Sie sich auch während des Einkaufs daran!
- Werfen Sie einen Blick aufs Etikett! Die meisten Produkte enthalten eine Nährwerttabelle. Achten Sie besonders auf den Fettgehalt, vergleichen Sie ihn mit dem von ähnlichen Produkten und wählen Sie schließlich das fettärmste aus!
- **Vorsicht bei Light-Produkten!** Diese sind zwar oft fettreduziert, enthalten zum Ausgleich aber beachtliche Mengen an **Zucker.** Je weiter vorne der Zucker in der Zutatenliste steht, desto mehr ist davon enthalten! Das gilt übrigens für alle Inhaltsstoffe. Diese sind in der Zutatenliste gemäß ihres mengenmäßigen Anteils im Produkt absteigend geordnet. Achten Sie darauf!
- Verzichten Sie möglichst auf den Kauf von **Fertigprodukten,** sie sind oft wahre Fettbomben!
- Lassen Sie sich an der Fleischtheke beraten und wählen Sie magere Teilstücke aus. Bevorzugen Sie weißes statt rotes Fleisch! Beim Faschierten greifen Sie lieber zum Rindsfaschierten, das ist wesentlich fettärmer und steht dem Schweinefaschiertem auch geschmacklich um nichts nach!
- Wählen Sie magere Wurstsorten aus und lassen Sie sich diese dünn aufschneiden. Auf dem Teller wirkt schließlich die Menge größer, Sie essen aber dennoch gleich viel! Ein kleiner Trick mit großem Effekt!
- Kaufen Sie Fischkonserven immer in eigenem Saft, nicht in Öl!

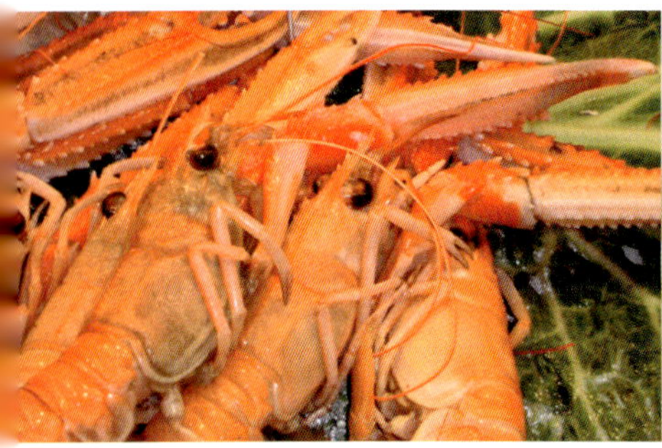

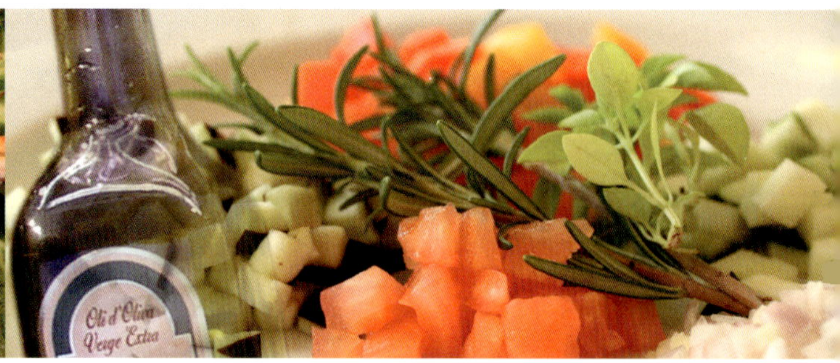

Küchenutensilien und Zubereitung

- **Löffel:** Dosieren Sie nicht weiter nach dem Motto: „Daumen mal Pi." Ein Tee- oder Esslöffel hilft Ihnen Mengen besser abzuschätzen. Ein Esslöffel liefert zehn Gramm Öl, ein Teelöffel fünf Gramm.

- **Beschichtete Pfannen:** Sie helfen uns beim Braten Fett zu sparen. Pinseln Sie die Pfanne mit wenig Öl aus, das reicht völlig. Gießen Sie auch nach dem Braten überschüssiges Fett aus der Pfanne!

- **Wok:** Die asiatische Küche bietet viele Möglichkeiten einer fettfreundlichen Küche. Für die Zubereitung von Gemüse ist der Wok ideal, da man dafür nur sehr wenig Fett benötigt.

- **Tischgriller:** Neue Modelle haben beschichtete Oberflächen, so dass auf das Einfetten gänzlich verzichtet werden kann. Diese Zubereitungsart ist besonders für Fleisch, Fisch, Würste und Gemüse geeignet.

- **Backofen:** Er ermöglicht eine fettfreie Zubereitung vieler Speisen, wie z.B. Fisch in der Folie gegart, Kartoffeln in jeder Form, aber auch Fleisch. Braten Sie einmal Ihre Faschierten Laibchen (oder jede andere Art von Laibchen) im Backrohr, sie werden mindestens so gut schmecken wie aus der Pfanne. Aber auch „Berner Würstel" werden mit magerem Schinken und Käse im Ofen gegart zu einer fettfreundlichen Speise.

- **Dünsten und Dämpfen:** Die Zubereitung mit Dampf schont besonders wertvolle Inhaltsstoffe.

Beim Kochen

- Entfernen Sie immer sichtbares Fett und Fettränder!
- Bereiten Sie Geflügel ohne Haut zu!
- Wenn Sie normalfette Lebensmittel gegen fettreduzierte austauschen, lassen Sie sich nicht dazu verleiten, mehr davon zu essen. Fett können Sie nur dann einsparen, wenn die Menge die gleiche bleibt!

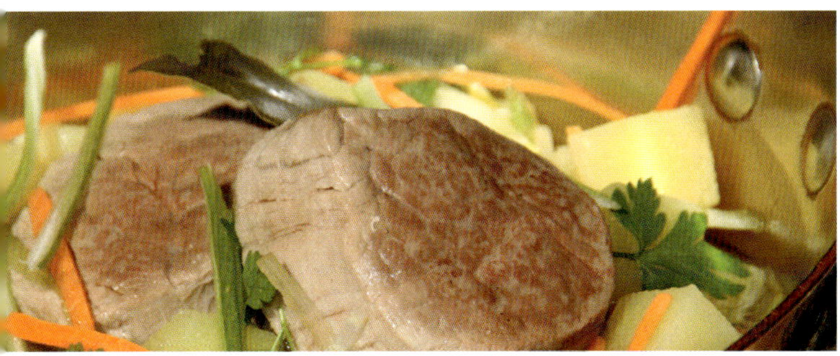

- Nehmen Sie öfters einen Ölwechsel vor! Das heißt, wenn Sie immer unterschiedliche Speiseöle verwenden, erzielen Sie eine ausgewogene Fettsäure-Mischung. Geben Sie allerdings Omega-3-Fettsäure-reichen Ölen den Vorzug!
- Verwenden Sie keine fertigen Salatsoßen! Am besten eignen sich selbst hergestellte Marinaden aus wertvollen Ölen und Essig. Auch aus Jogurt und Kräutern lassen sich köstliche Dressings zaubern.
- Auf das Streichfett unter Käse und Wurst kann man leicht verzichten. Garnieren Sie lieber oben mehr mit Gemüse! Wenn Sie Lust auf ein Butterbrot haben, verwenden Sie immer Butter und keine Diätmargarinen.
- Kochen Sie Suppen bereits am Vortag. Durch das Abkühlen bilden sich Fettaugen an der Oberfläche, die Sie am nächsten Tag - vor dem erneuten Erhitzen - abschöpfen können!
- Nicht nur Schlagobers macht die Suppe cremig, dafür gibt es auch noch andere Möglichkeiten! Kochen Sie für Cremesuppen eine Kartoffel mit und pürieren Sie die Suppe anschließend! Das gibt eine perfekte Konsistenz und einen wunderbaren Geschmack!
- Getreideflocken eignen sich auch gut zum Binden von Suppen und Soßen. Flocken dabei mitkochen und anschließend pürieren.
- Schlagobers in Speisen lässt sich gut durch Jogurt oder Milch ersetzen!
- Eine perfekte Bratensoße erhalten Sie, indem Sie Gemüse (besonders Karotten eignen sich gut) mit dem Fleisch mitdünsten und die Soße anschließend pürieren. Das spart Mehl und Fett!
- Dünsten Sie Gemüse in ein wenig Brühe. Das verleiht ihm einen mildwürzigen Geschmack und lässt auf Butter verzichten!
- Probieren Sie auch als „Fleischfresser" einmal Tofu. Das „Fleisch der Vegetarier" hat natur so gut wie keinen Eigengeschmack und kann z.B. bei Faschiertem einen Teil des Fleisches ersetzen!
- Vermeiden Sie Gebackenes oder Frittiertes! Ist Ihnen aber dennoch einmal nach Wienerschnitzel oder dergleichen zumute, dann wählen Sie zumindest für die Zuspeisen fettarme oder noch besser fettfreie Zubereitungsarten aus!
- Sparsam salzen, aber kräftig würzen! Das macht Fett als Geschmacksträger entbehrlich!

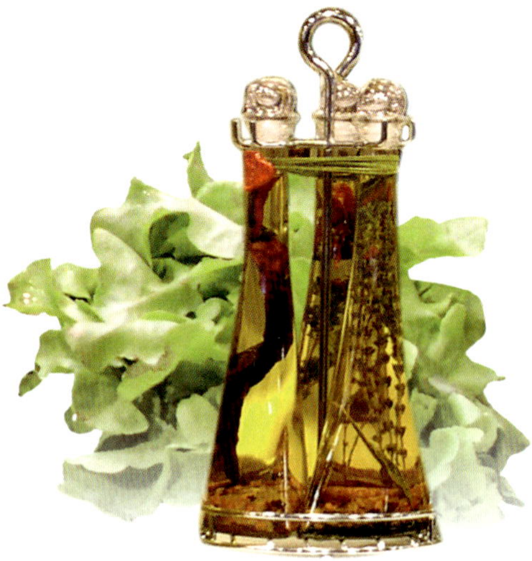

Eiweiß ist anders

Im Gegensatz zu Kohlenhydraten und Fett brauchen wir Eiweiß (Protein) nicht primär als Energielieferanten. Nahrungseiweiß versorgt den Organismus viel mehr mit lebensnotwendigen Grundbausteinen, den **Aminosäuren.**

Acht von 20 dieser Eiweißbausteine müssen mit dem Essen zugeführt werden, da der Körper sie nicht selber herstellen kann. Sie werden deshalb als **essenzielle Aminosäuren** bezeichnet.

Aus diesen Bausteinen bildet der Körper in erster Linie eigenes Material wie Organe, Muskeln, Haare und Nägel. Eiweiß wird auch zum Transport vieler Substanzen benötigt, es ist unerlässlich für das Funktionieren der **Abwehr,** für einen intakten Hormonhaushalt und die Entstehung von Enzymen, unseren Biokatalysatoren, die unzählige chemische Reaktionen in unserem Körper ablaufen lassen.

Damit der Körper richtig funktioniert, benötigt er jeden Tag ein Minimum an Eiweiß, das wir ihm mit der Nahrung bereitstellen sollten. Passiert dies nicht, dann muss er sich das nötige Eiweiß aus seinen Reserven, der Muskulatur, holen. Als Konsequenz schwinden die Muskeln, aber nicht wie gewünscht die Fettpölsterchen.

Wie wir bereits wissen, ist Muskulatur besonders wichtig, damit wir Fett verbrennen können. Deshalb müssen wir durch eine ausreichende Eiweißzufuhr unsere Muskulatur schützen, erstens damit unser Körper richtig funktioniert und zweitens, damit wir leichter abnehmen können.

Die Erfolgsformel

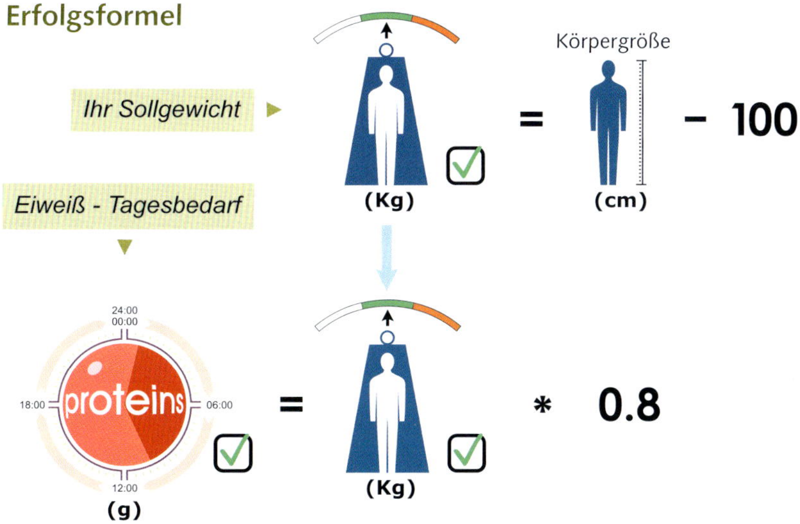

Mit dieser Formel berechnen Sie Ihren individuellen Tagesbedarf an Eiweiß.

Ein Bespiel

Eine Frau wiegt **60 kg**. Über die Formel errechnet sich für sie eine Menge von **48g Eiweiß** (0,8 x 60 = 48), die sie am Tag über die Nahrung zu sich nehmen sollte.

Auch mit nur zwei Mahlzeiten am Tag kann sie das leicht schaffen:

- Frühstück: 1 Becher Jogurt, 4 EL Haferflocken, 1 EL Leinsamen
- Abend: 1 Stück Lachs mit Naturreis

Fettfalle Eiweiß

Auch für Eiweiß gilt es, **„gutes“** und **„schlechtes“** Eiweiß zu unterscheiden. Viele Eiweißquellen bergen versteckte Fette. Deshalb sollten Sie ein besonderes Augenmerk auf die folgenden zwei Punkte legen:

1 Tierische Eiweißquellen können schnell zur Fettfalle werden. Halten Sie sich vorwiegend an die Lebensmittel aus der Liste, damit sind Sie gut beraten.

Das Wichtigste dazu noch einmal in Kürze

- hautlose Puten- oder Hühnerbrust
- magere Fleischsorten
- Fisch in allen Variationen, denn selbst fette Fischsorten wie Lachs oder Karpfen enthalten nur „gute“ Fette
- fettarme Milch- und Milchprodukte.

2 Auf die Zubereitung kommt es an. Bei frittierten, in Fett herausgebackenen Speisen, wird das Eiweiß zerstört und die Mahlzeit zu einer Fettbombe.

Gut kombiniert

Das Maß für die Qualität des in Lebensmitteln enthaltenen Eiweißes ist die **biologische Wertigkeit.**

Die biologische Wertigkeit gibt Auskunft darüber, wie viel Gramm eigenes Eiweiß der Körper aus 100 Gramm Nahrungseiweiß herstellen kann.

Bei dieser Reihung schneiden die tierischen Lebensmittel wesentlich besser ab, als die pflanzlichen.
Wer allerdings **clever kombiniert,** kann für seinen Körper das Beste herausholen. Am günstigsten ist es, wenn sich tierische und pflanzliche Eiweißquellen auf dem Teller vereinen.

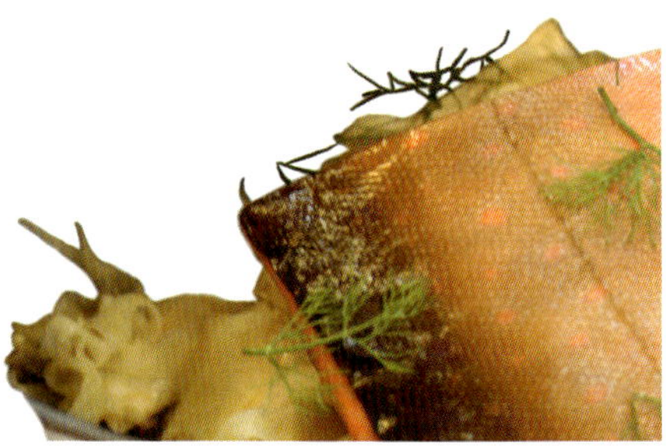

Wertvolle Eiweißlieferanten

Produkt	Menge	Eiweißgehalt
Fleisch, Geflügel, Wurst		
Kalbfilet	1 Portion (150 g)	30,3 g
Rinderfilet	1 Portion (150 g)	31,8 g
Schweinsfilet	1 Portion (150 g)	33 g
Rehrücken	1 Portion (150 g)	24 g
Hase	1 Portion (150 g)	33 g
Hühnerbrust	1 Portion (150 g)	35,3 g
Putenbrust	1 Portion (150 g)	36,2 g
Schinken	1 Scheibe (30 g)	6,3 g
Geflügelwurst	1 Scheibe (10 g)	1,6 g
Fisch		
Dorsch	1 Portion (150 g)	26,1 g
Forelle	1 Portion (150 g)	30,8 g
Lachs	1 Portion (150 g)	27,6 g
Räucherlachs	1 Portion (70 g)	20 g
Scholle	1 Portion (150 g)	26,9 g
Tunfisch	1 Portion (150 g)	33 g
Tunfisch natur (Dose)	1 Dose (195 g)	50,7 g
Seezunge	1 Portion (150 g)	26,3 g
Karpfen	1 Portion (150 g)	27 g
Garnele	1 Stück (30 g)	6,1 g
Miesmuschel	1 Portion (125 g)	12,3 g
Milch und Milchprodukte		
Buttermilch 1%	¼ Liter	9 g
Kefir 1,5%	1 Becher (180 g)	6,1 g
Trinkmilch 1,5%	¼ Liter	8,5 g
Topfen10%	1 Becher (250 g)	30 g
Jogurt 1%	1 Becher (250 g)	8,5 g
Baronesse	1 Portion (30 g)	9,9 g
Cambette	1 Portion (30 g)	6,9 g
Goudette	1 Portion (30 g)	10,2 g

Produkt	Menge	Eiweißgehalt
Jogurtkäse	1 Portion (30 g)	10,2 g
Mozzarella light	1 Portion (30 g)	6 g
Ricotta	1 Portion (30 g)	3 g
Feta	1 Portion (30 g)	5,1 g
Frischkäse 20%	1 Portion (25 g)	3,3 g
Dickmilch 10%	¼ Liter	7,8 g
Hülsenfrüchte		
Linsen	1 Portion (150 g)	35,4 g
Kichererbsen	1 Portion (150 g)	11,3 g
Sojabohnen	1 Portion (150 g)	42 g
Tofu natur	1 Portion (150 g)	20,2 g
getreide		
Amarant gekocht	1 Portion (150 g)	7,2 g
Haferflocken	1 Esslöffel	1,3 g
Grünkern gekocht	1 Portion (150 g)	6 g
Naturreis gekocht	1 Portion (150 g)	3,5 g
Quinoa gekocht	1 Portion (150 g)	6,7 g
Teigwaren gekocht	1 Portion (210 g)	11,3 g
Vollkornteigwaren	1 Portion (210 g)	12,1 g
Samen und Nüsse		
Cashewnüsse	1 Esslöffel	3 g
Erdnüsse	1 Esslöffel	4 g
Haselnüsse	1 Esslöffel	2 g
Kürbiskerne	1 Esslöffel	4 g
Leinsamen	1 Esslöffel	4 g
Mandeln	1 Esslöffel	3 g
Pinienkerne	1 Esslöffel	5 g
Pistazien	1 Esslöffel	3 g
Sonnenblumenkerne	1 Esslöffel	5 g
Sesam	1 Esslöffel	4 g
Walnüsse	1 Esslöffel	2 g

Soja

Eine chinesische Legende erzählt, dass vor etwa 5000 Jahren der Kaiser Li-Chin bei seinem täglichen Spaziergang den Gott der Affen verwundet unter einem Baum entdeckte. Um ihn vor dem drohenden Tod zu bewahren, ließ er ihn in seinen Palast bringen und gesund pflegen. Nach seiner Genesung stellte der Gott der Affen dem Kaiser zum Dank einen Wunsch frei. Darauf antwortete der Kaiser: „Mein größter Wunsch ist es, dass mein Volk niemals Hunger leiden soll!" Daraufhin streckte ihm der Gott der Affen eine Sojabohne entgegen.

Soja zählte im alten China neben Reis, Hirse, Weizen und Mohn zu den fünf heiligen Früchten. Auch auf ihrem Weg Richtung Westen hat die Sojabohne nichts von ihrem Ruf eingebüßt. Folgendes verspricht (und hält) die Wunderpflanze:

- hochwertiges Eiweiß mit allen acht essentiellen Aminosäuren
- cholesterinfrei, lactosefrei, glutenfrei
- ballaststoffreich
- wertvolle Fettsäurezusammensetzung
- reich an Vitaminen und Mineralstoffen
- niedriger Glykämischer Index (14 für Sojabohnen aus der Dose; 18 für gekochte Sojabohnen)
- Wechselbeschwerden können gelindert werden
- der Cholesterinspiegel wird reguliert
- der Knochen wird vor dem Abbau geschützt
- das Brustkrebsrisiko wird verringert.

Diese Argumente sollten ausreichen, dass auch Sie es wagen, mit der asiatischen Pflanze und ihren Produkten zu experimentieren, wenn sie nicht schon längst in Ihrer Küche Einzug gehalten hat. Die Produktpalette ist vielseitig und stellt für jeden Geschmack etwas bereit.

Kleiner Sojakunde

Sojamilch: Sie wird durch Einweichen und Pürieren der getrockneten Sojabohne hergestellt.

Sojamehl: Man unterscheidet zwischen vollfetten und entfetteten Mehlen. Vollfettmehl wird aus der ganzen Bohne hergestellt, die geschält und leicht geröstet wird. Entfettetes Mehl ist ein Nebenprodukt der Ölgewinnung. Sojamehl sollte aber nur als Zusatzmehl beim Backen verwendet werden.

Sojaöl: Wird durch Extrahieren aus der Sojabohne gewonnen, denn beim einer Kaltpressung würde die Ausbeute zu gering sein.

Tofu: Wird auch als „Sojakäse" bezeichnet. Er wird aus Sojamilch hergestellt, das Verfahren ist ähnlich wie bei der Käseherstellung aus Kuhmilch.

Miso: Dies ist eine milchsauer vergorene Paste aus Sojabohnen, Salz und einer Getreideart. Sie dient in der asiatischen Küche als Allzweckgewürz.

Tempeh: Bei der Herstellung werden gekochte Sojabohnen mit Schimmelpilzen beimpft. Es entsteht eine Art Kuchen, weshalb es auch als Sojabrot bezeichnet wird.

Aufgeklärt!

- **„Sojasprossen“** sind nicht, wie man vermuten könnte, Keime der Sojabohne, sondern Keime der **Mungbohne!**
- Wenn Sie statt Kuhmilch Sojamilch verwenden, sollten Sie darauf achten, dass dem Produkt Kalzium zugesetzt wurde, da die Sojamilch von Natur aus wesentlich weniger Kalzium enthält als unsere wichtigste Quelle dafür, die Kuhmilch.

Knack' die Nuss!

Was für Nüsse spricht:

- wertvolles pflanzliches Eiweiß
- cholesterinfrei
- ballaststoffreich
- reich an Phytosterinen, Pflanzeninhaltsstoffe, die den Cholesterinspiegel positiv beeinflussen
- reich an Folsäure
- B-Vitamine und Vitamin E sind ein Fitmacher fürs Gehirn und Nervennahrung
- hoher Mineralstoffgehalt mit besonders viel Kalzium, Magnesium und Kalium, sowie wenig Natrium, was sich günstig auf die Knochengesundheit, den Blutdruck, den Blutzuckerspiegel und ein optimales Funktionieren des Herz-Kreislauf-Systems auswirkt
- sie haben einen niedrigen Glykämischen Index
- durch die wertvolle Fettsäurezusammensetzung (Ausnahme ist die **Kokosnuss,** sie enthält viel gesättigtes Fett), regulieren sie den Cholesterinspiegel und schützen so vor Herz-Kreislauf-Erkrankungen.

Was dagegen spricht:

- Nüsse sind wahre Fettbomben; je nach Sorte enthalten sie zwischen 36 Prozent und 73 Prozent Fett pro 100 Gramm. **(Siehe Anhang für Tabelle)**

Der Eiweißfahrplan

1. Berechnen Sie die Menge an Eiweiß, die Sie persönlich täglich zu sich nehmen sollten!
2. Stellen Sie sich mit Hilfe der Liste Kombinationen zusammen, die es ermöglichen, auf die gewünschte Menge zu kommen (siehe Beispiel)!
3. Kombinieren Sie pflanzliche und tierische Eiweiße!
4. Versuchen Sie, die Zubereitungsart möglichst fettarm zu wählen!
5. Integrieren Sie auch einmal Sojaprodukte in Ihren Speiseplan!
6. Bereichern Sie Ihre Gerichte mit Nüssen, verzichten Sie aber zum Ausgleich auf andere Fettquellen!

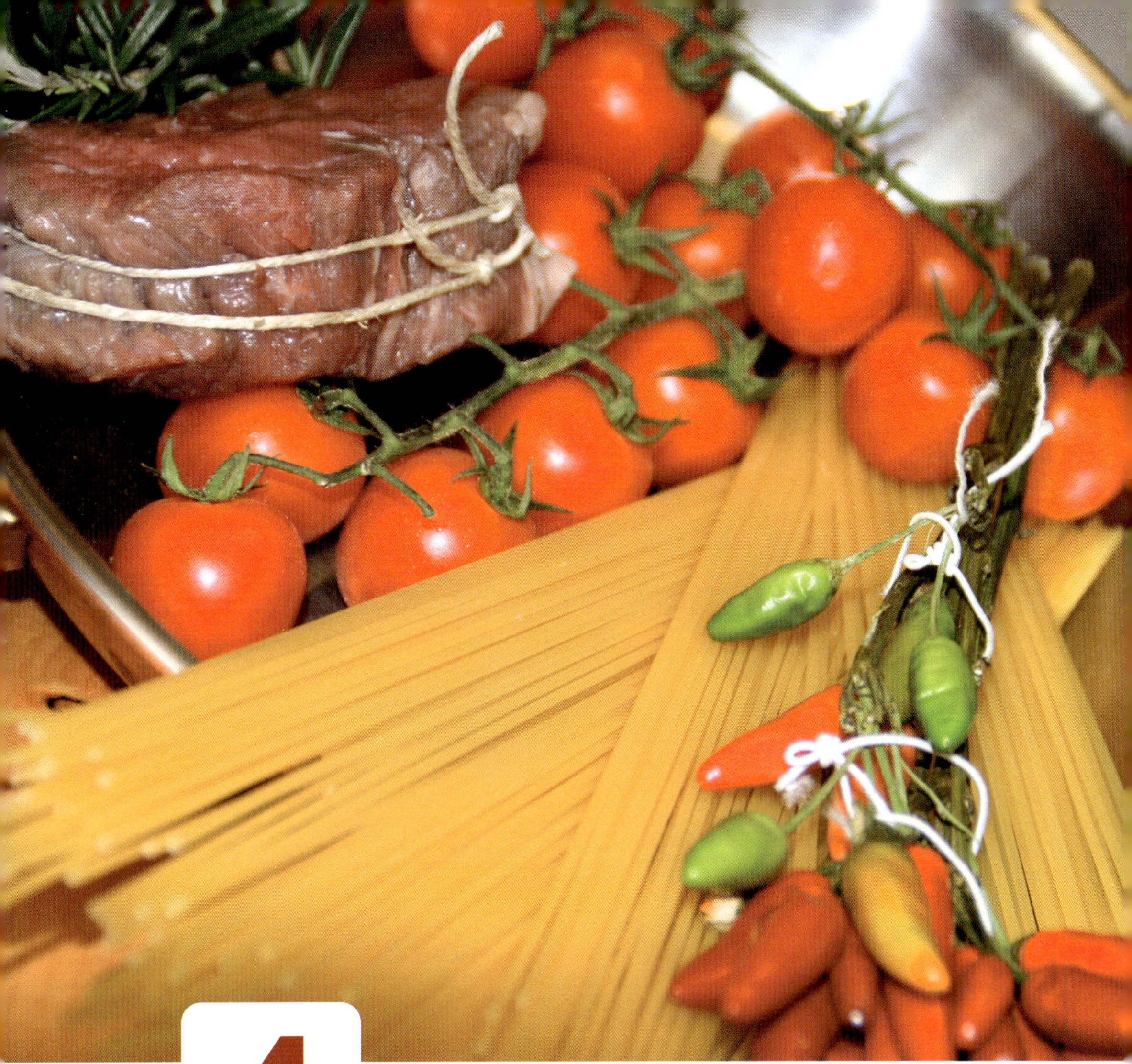

4 Die schmackhaften Erfolgsrezepte

Stufe 4 - Teil 1

Auch vor der vierten Stufe wollen wir uns noch einmal vor Augen halten, was wir schon geschafft haben. Schließlich sind das schon einige Schritte und wir können – wenn uns schon kein anderer lobt – stolz darauf sein.

Wir halten die 12-stündige Fastenzeit in der Wachphase oder 14 – 16 Stunden Fastenzeit in der Schlafphase ein und machen das Bewegungsprogramm weil wir wissen, dass jeder Schritt zählt.

Auch auf die Entspannungsübungen wollen wir nicht mehr verzichten. Und auch wenn es ein wenig komplizierter war: Wir wissen jetzt, wie wichtig es ist für eine gesunde Ernährung zwischen „guten" und „schlechten" Kohlenhydraten, Fetten und Eiweißen unterscheiden zu können.

Weil das letzte Kapitel vielleicht ein bisschen „trockene Kost" war, wollen wir uns jetzt wieder den praktischen Seiten des Lebens zuwenden. Wir haben noch immer unsere Geschichte vom Elefanten im Gedächtnis: **Wenn wir uns nur mit einem Teil beschäftigen, können wir nicht sehen, um was es sich im Ganzen handelt.**

Mit dem nächsten Schritt wollen wir unsere gewonnenen Einsichten nun in unseren Lebensalltag integrieren. Die Vorschläge und Tipps auf den folgenden Seiten haben wir zusammengestellt, um Ihnen zu zeigen wie viel Spaß es macht, die Lebensmittel auszusuchen, die wirklich gut für uns sind und wie viel Freude wir daran haben können, mit unseren täglichen Mahlzeiten die Fettverbrennung unseres Körpers zu verstärken.

Denn eine ausgewogene Ernährung fördert unsere **Leistungsfähigkeit** und auch unser **Wohlbefinden.** Wir leben ja schließlich nicht um zu essen, sondern essen um zu leben.

An dieser Stelle möchten wir betonen, dass die Grundsäulen unseres Konzeptes, die Einhaltung von **Stufe 1** und **Stufe 2** sind. Was für einen dauerhaften Erfolg **völlig ausreicht.** Die anderen Stufen sind als Ergänzung und zu einer Verstärkung des Effektes gedacht. Was bei einem ausgeprägten Übergewicht oder in Zeiten wo das Gewicht stehen bleibt, zur Geltung kommt.

Hier möchten wir noch einmal in Erinnerung rufen, dass eine Senkung des Insulinspiegels bei einer Gewichtsreduktion eine zentrale Rolle spielt. Es gibt viele populäre Ernährungsschulen, die eine eiweiß- und fettreiche und kohlehydratarme Diät empfehlen. Manche gehen sogar so weit, dass sie den Kohlenhydratkonsum völlig untersagen. Die Begründung war: keine Kohlenhydrate, keine Insulinausschüttung. Wir wollen nicht ganz ausführlich auf wissenschaftliche Gründe dieser Diäten eingehen.

Einige Studien haben endlich in den letzten Jahren den Effekt dieser kohlenhydratarmen Diäten untersucht. Die Ergebnisse kann man so zusammenfassen:

In den ersten sechs Monaten kommt es tatsächlich zu einer besseren, schnelleren Gewichtsabnahme unter diesen Diäten. Dieser Effekt flacht langsam ab und nach

einem Jahr war kein Gewichtsunterschied zu vorher mehr vorhanden.
Es war sehr schwer solche Diäten dauerhaft einzuhalten (oder können Sie sich vorstellen nie mehr ein leckeres Schwarzbrot zum Frühstück zu essen, auf frisches, saftiges Obst zu verzichten?).
Es ist noch nicht klar, ob diese Diäten medizinisch vertretbar sind. Das heißt, während man die kohlenhydratarmen Diäten auf Dauer nicht empfehlen kann, ist dennoch ein gewisser Teilerfolg zumindest am Anfang da. Wir haben uns gedacht wie können wir diesen Effekt ausnützen, ohne eine einseitige Ernährung zu empfehlen und damit in Teufels Küche zu kommen. Da ist uns die Idee von einer kohlenhydratreichen und einer eiweißreichen Mahlzeit gekommen.
Die Idee dahinter war, wenn die letzte Mahlzeit des Tages eine eiweißreiche ist, haben wir nicht nur eine weitere Senkung des Insulinspiegels in der Nacht, sondern auch einen besseren Anstieg des Wachstumshormons in der gleichen Zeit, was die Fettverbrennung zusätzlich positiv beeinflussen kann. Die Erfahrungen haben uns gezeigt, dass es fantastisch funktioniert. Es eignet sich sehr gut zur Behandlung des Übergewichtes, wenn man mehr als nur ein paar Kilos hat, die man verlieren möchte.
Genauso gut eignet sich diese Methode, um nach Urlauben oder Feiertagen wieder ins Gleichgewicht zu kommen. An dieser Stelle möchten wir betonen, dass wir eine gesunde Mischkost **nicht ablehnen,** sondern sogar **befürworten.**
Bevor wir nun wirklich zu den Rezepten kommen, möchten wir Ihnen noch eine ganz persönliche Frage stellen.
Geht es Ihnen oft auch so: Sie wissen eigentlich, was gesund und gut für Sie ist und haben sogar Lust darauf, etwas Gesundes zu essen. Aber dann kommen Sie nach einem langen Arbeitstag mit großem Hunger nach Hause und haben einfach keine Lust mehr, sich noch eine schöne Mahlzeit zuzubereiten? Und greifen stattdessen lieber nach (Milch)schnitten oder Schokolade oder Fertig-Pizza und so weiter. Oder haben sich auf dem Nachhauseweg einfach mit Fastfood eingedeckt? Und denken, so ist das nun mal, daran kann man nichts ändern!?
Kann man doch und zwar relativ leicht, wie Sie gleich sehen werden!

Und zwar so:
Wir gehen einfach am Samstag richtig einkaufen und sorgen dafür, dass Kühlschrank und Vorratsschrank für eine Woche gut gefüllt sind.
Gut, sagen Sie. Jetzt sind die Sachen im Kühlschrank, aber noch lange nicht auf dem Tisch. Auch dafür haben wir eine Lösung!
Wir kochen einfach für einen Wochenteil oder sogar die ganze Woche vor. Die vorgekochten Mahlzeiten bewahren wir sachgemäß (siehe dazu die folgenden Seiten) im Kühlschrank auf und haben dadurch im Prinzip sogar noch Zeit gespart.

Sie kommen um 17.00 Uhr hungrig nach der Arbeit nach Hause. Im Kühlschrank finden Sie fertig gekochtes Puten-, Rindfleisch oder Tunfisch und grünen Salat. Daraus haben Sie in nicht einmal fünf Minuten eine Riesenschüssel Salat mit

Putenstreifen oder Tunfisch zubereitet. Oder Sie machen sich in der gleichen Zeit aus Schafkäse, Tomaten, Oliven etc. einen schmackhaften griechischen Bauernsalat.

Noch ein anderes Beispiel? OK, hier ist es:
Sie haben selbst gemachte Sauce im Kühlschrank (um die Fertigprodukte mit massenhaft gebundener Stärke zu vermeiden) und kochen sich dazu Nudeln.
Auch selbst gemachte Aufstriche auf Sauerteigbrot und grünen Salat etc., sind ebenfalls in kurzer Zeit zubereitet.

Einkaufen ist Organisationssache. Darum haben das früher auch immer die Frauen erledigt und die Herren der Schöpfung haben sich immer gewundert, wie sie es schaffen, dass irgendwie immer alles da ist. Wir haben Ihnen darum über die Schultern geschaut und zwei einfache Listen vorbereitet, aus denen wir entnehmen können, was immer im Kühlschrank und in der Vorratskammer vorrätig sein sollte.

Im Kühlschrank haben wir immer:
- Gekochtes Hühner- oder Putenfleisch
- frischer Salat
- Eier
- Quark, Hüttenkäse, Jogurt
- selbstgemachte Saucen und Sugo für Pasta
- selbstgemachte Getränke (Eistee, Zitronenwasser)
- selbstgemachte Aufstriche
- Reisgerichte
- Magerkäse
- Prosciutto
- frisches Gemüse und Tiefkühlgemüse
- Oliven- oder Rapsöl.

In der Vorratskammer finden wir immer:
- Nudeln (am besten Vollkorn),
- Reis (Basmati oder Parboiled Reis),
- Hülsenfrüchte (v.a. Linsen, Bohnen),
- heimisches Obst (v.a. Äpfel),

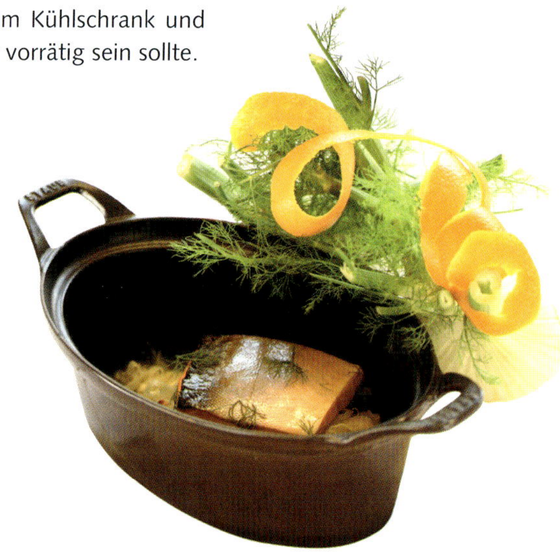

- „richtiges“ Brot (am besten Sauerteig),
- in Essig eingelegte Früchte und Gemüse (Torschi),
- Essig,
- Tomatenmark, Tomatenkonserven,
- Tunfischkonserven in Salzwasser oder Olivenöl.

Beim Einkaufen versuchen wir möglichst frische Lebensmittel in unserem Einkaufskorb mit nach Hause zu bringen. Wir kaufen nicht alle Waren im Supermarkt, sondern entdecken die kleinen Obst- und Gemüseläden in unserer Nähe wieder. Einkaufen kann ein Abenteuer sein, es ist aber immer auch ein Pflichtprogramm.

Damit die angenehmen Seiten überwiegen, beachten wir folgende Punkte:

- Wir prüfen zuerst die Vorräte (im Kühlschrank und Vorratsraum)
- Wir notieren auf einem Notizzettel, was wir einkaufen wollen (und haben den Wochenplan dabei im Hinterkopf)
- Wir planen keine Wintergerichte im Sommer und umgekehrt. Nutzen Sie die Saisonangebote. Wir kaufen frisch, was frisch zu bekommen ist.
- **Und wir kaufen vor allem niemals hungrig ein.**

Eine kleine Kochlehre

Viele Köche verderben den Brei, den wir uns, Gott sei Dank, ja nicht zuzubereiten brauchen. Denn bei uns geht es um geschmackvolle, genussreiche Mahlzeiten. Der Gast ist bei uns – und das sind ja wir selber – wirklich noch König.

Wie Sie wissen, gibt es unterschiedliche Gararten. Im Folgenden zeigen wir Ihnen die jeweiligen Vorteile.
Denn Speisen können je nachdem, wie wir sie zubereiten, ganz unterschiedlich schmecken.
Und auf den Geschmack kommt es uns ja an!

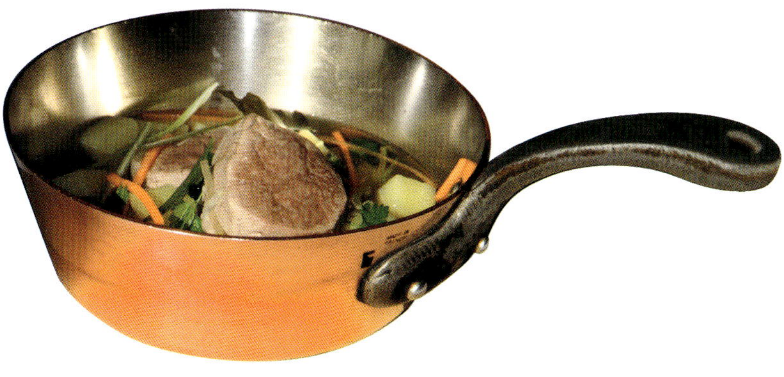

Kochen oder Sieden

nennt man das Garen mit viel Flüssigkeit bei einer Temperatur von 100 Grad C im geschlossenen oder offenen Topf; gut geeignet für die Zubereitung von Nudeln, Reis, Gemüse, aber auch Rindfleisch. Die Inhaltsstoffe bleiben nur erhalten, wenn der Deckel **geschlossen** ist. Eine fettfreie Zubereitung ist möglich.

Dämpfen

ist das Garen durch Wasserdampf. Die Lebensmittel werden in einem Siebeinsatz bei geschlossenem Deckel über einer kochenden Flüssigkeit erhitzt. Günstig, da die Inhaltsstoffe erhalten bleiben und kein Fett benötigt wird. Zum Dämpfen sind aber spezielle Kocheinsätze erforderlich.

Dünsten

wird das Garen im eigenen Saft unter Zugabe von möglichst wenig Flüssigkeit genannt. Der Topf ist beim Garen geschlossen. Die Kochplatte sollte die gleiche Größe wie das Kochgeschirr haben. Dünsten ist die schonendste Garmethode, die Nähr- und Wirkstoffe bleiben erhalten.

Wichtig ist bei allen diesen Zubereitungsarten, dass die Garzeit möglichst **kurz** gehalten wird, um ein Auslaugen oder Auskochen der Nahrungsmittel zu verhindern.

Kochen Sie auch Gemüse **„al dente“.** Gemüse bleibt länger knackig und farblich frisch, wenn es nach dem Garen direkt in Eiswasser gelegt wird.

Braten

ist das schnelle Garen mittels Hitze und Fett. Durch die Bildung von Röstprodukten werden gebratene Speisen sehr schmackhaft, müssen aber von Zeit zu Zeit mit etwas Flüssigkeit übergossen werden. Mittels geeigneter Pfannen kann die erforderliche Fettmenge auf ein Minimum reduziert werden!

Tipp: Niemals das Gargut als Erstes begießen, sondern die Flüssigkeit in den Bratensaft geben, vermengen, und erst anschließend das Fleisch mit dieser Mischung übergießen. Topf erhitzen, Wasserprobe, zwei bis drei Minuten ohne Deckel, dann zudecken und die Hitze reduzieren.

Grillen

ist die Urform der Essenszubereitung und zugleich die schnellste Art, Fleisch etc. zuzubereiten. Durch die starke Hitzeentwicklung (bis zu 350 Grad C Strahlungshitze) bleiben im Grillgut die wertvollen Inhaltsstoffe **weitestgehend erhalten.**

Ungünstig sind Backen in Fett oder Frittieren!

Die Speisen werden in viel heißem Fett gebacken.

Ist das Fett zu wenig heiß, saugt sich das Backgut voll, ist es zu heiß, wird das Nahrungsmittel zwar außen braun und knusprig, bleibt aber im Inneren roh oder halbroh.

Außerdem entwickelt zu heißes Öl oder Fett **gesundheitsschädigende Stoffe.**

Für alle Speisen gilt: Erst würzen, dann salzen!

Tipps zur Haltbarmachung

Einfrieren ist die natürlichste und häufigste Art, Lebensmittel haltbar zu machen. Zu beachten sind allerdings die Dauer der Haltbarkeit und das Verpacken der Lebensmittel.

Haltbarkeit

- **2-3 Monate:** Fertiggerichte.
- **2-3 Monate:** Teige, Backwaren, Brot.
- **3-8 Monate:** Fleisch und Geflügel außer Faschiertes und Fisch.
- **8-12 Monate:** Obst und Frischgemüse.

Achten Sie darauf, Obst bei möglichst tiefen Temperaturen einzufrieren, da sonst die Bildung von Eiskristallen die Fruchtzelle zerstört und das Obst „matschig" wird.

Bei Tiefkühlgemüse das **Ablaufdatum** und eine eventuelle Klumpenbildung beachten.

Die Verpackung

- Plastik- oder Kunststoffbehälter sind als Aufbewahrungsgefäße sehr gut geeignet, da sie luftdicht verschlossen werden können und keinen Geschmack abgeben.
- Polyäthylenfolien (auch Plastiktaschen) sind auch sehr praktisch, da sie durchsichtig und beschriftbar sind. Achtung: spitze Knochen sollten vor dem Einfrieren mit Alufolie umwickelt werden.

Richtiges Auftauen

Fleisch: sollte man in angetautem Zustand in kochendes Salzwasser einlegen.
Gemüse: am besten in gefrorenem Zustand in kochendes Salzwasser einlegen.
Obst: für Knödel etc. leicht angetaut verarbeiten. Für Fruchtgetränke und Cremespeisen kernig auftauen.
Brot und Gebäck: bei Zimmertemperatur liegen lassen.

Beim Auftauen in der Mikrowelle beachten Sie die Herstellerhinweise.

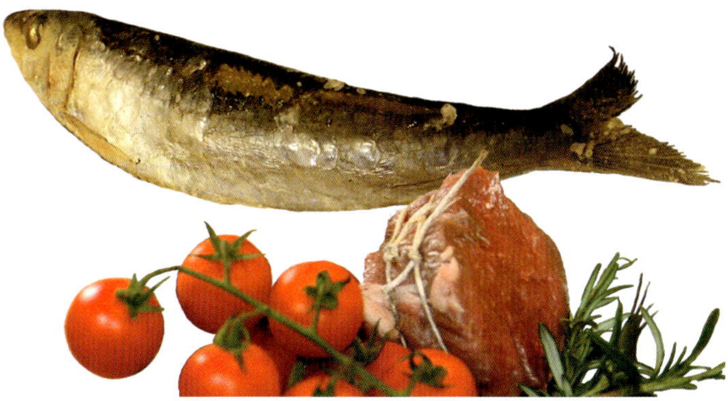

Hätte ich es nur schon früher gewusst...

von Helga Boiger

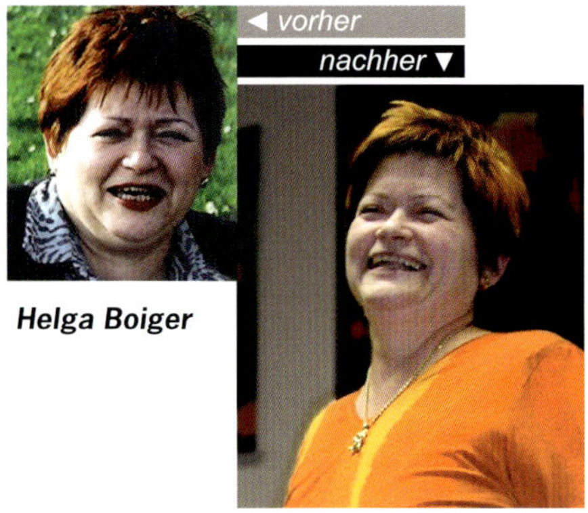

Helga Boiger

Meine Geschichte des vergeblichen Abnehmens beginnt, wie bei vielen Frauen, nach der Geburt des zweiten Kindes. Ich bin das, was man im Volksmund eine **patente Frau** nennt. Familie, Haushalt und Beruf – ich hatte alles im Griff - nur meine vielen Versuche abzunehmen, waren immer gescheitert. Trennkost, FdH, völlige Umstellung meiner gewohnten Ernährung, Bewegung, Klangschalentherapie zur Entspannung - ich habe wirklich nichts unversucht gelassen. Immer wieder vergeblich und immer wieder begleitet von einer weiteren Gewichtszunahme. Die Frustration und der Stress, der dadurch verursacht wurden, waren meine ständigen Begleiter. Die einzige Lösung und Ausrede für mein „Versagen", fand ich in meinem Beruf. Ich bin Diplompädagogin für Ernährungswissenschaftlichen Fachunterricht in einer höheren Bundeslehranstalt für wirtschaftliche Berufe und arbeite vorwiegend mit meinen Schülern in der Küche. Sämtliche Gerichte müssen gekostet werden und nach der Fertigstellung der Speisen wird immer gemeinsam gegessen. Durch meinen Beruf war ich einer ständigen Versuchung ausgesetzt. Nach meinem 50. Geburtstag war ich mit meiner Geduld am Ende. Die Frustration über mein Gewicht belastete inzwischen auch meine Ehe und mein Familienleben. Mein Selbstbewusstsein war mittlerweile auf ein Minimum gesunken. Die Rettung für mich war ein Vortrag von Dr. Bahadori, zu dem mich meine Freundin mitgenommen hatte. Der Beschluss, bei ihm einen Kurs im Gesundheitszentrum zu besuchen, war rasch gefasst und im Mai 2004 habe ich mit dem 7–Stufenkonzept begonnen. Jede Stufe des Konzeptes war ein Schritt in eine neue Welt, die sich für mich aufgetan hat. Zum ersten Mal nach so langer Zeit begann ich wieder das Essen zu genießen. Auch meine Arbeit war kein Problem mehr. Alle Versuchungen von früher waren keine Versuchungen mehr für mich, denn ich wusste nach meiner Fastenphase kann ich ohne Verbote alles essen was ich möchte. Inzwischen bin ich um **25 kg** Fett leichter und trage Kleidergröße 42. Durch den regelmäßigen Sport und die Entspannungsübungen fühlt sich mein Körper wieder fit und straff an. Kleidung einzukaufen ist für mich inzwischen zu einem festlichen Ereignis geworden. Hosen, Röcke, ich probiere – und es passt, es ist herrlich! Mein Leben hat sich völlig verändert und ich bin glücklich wie schon lange nicht mehr.

PS.: Mein Mann hat mich neulich mit einer zweiten Hochzeitsreise überrascht.

Die Rezepte

Vielleicht haben Sie einen Fleischhauer Ihres Vertrauens. Denn die richtige Auswahl des Fleisches ist ganz wichtig. Für fettarmes Fleisch empfehlen wir folgende Fleischarten:

Rind

Filet (Lungenbraten), Rostbraten, Beiried (ein spezieller Teil des Rindes in Deutschland auch unter Roastbeef bekannt). Als Alternative eignen sich dicke, gut abgelegene Rindschnitzel zum Kurzbraten. Schwarzes und weißes Scherzl, in Deutschland und der Schweiz auch als Rolle bekannt. Ein Teilstück aus der Keule vom Rind.
Zum Dünsten kann man fast alle Teile von der Keule und auch von der Schulter verwenden.

Wild

ist fettärmer als Rindfleisch, der Geschmack jedoch intensiv und darum nicht jedermanns Sache. Es gibt aber Tricks, wie der typische Wildgeschmack abgemildert werden kann. Legen Sie dafür das Gargut über Nacht in eine Schüssel mit fettarmer H-Milch. Am nächsten Tag schwemmen Sie das Wildbrett ab und tupfen es mit einem Küchenpapier trocken. Der etwas penetrante Geruch wird weitgehend verschwunden sein.
Wildgeflügel und Wildhasen sind ebenfalls dafür bekannt, dass sich ihr Fettgehalt in Grenzen hält (Körperfett im ausgenommenen Zustand drei bis sechs Prozent). Sie sind eine Alternative zum Massentierhaltungs-Geflügel.

Nun zu den Rezepten! Viel Spaß beim Kochen und Genießen!

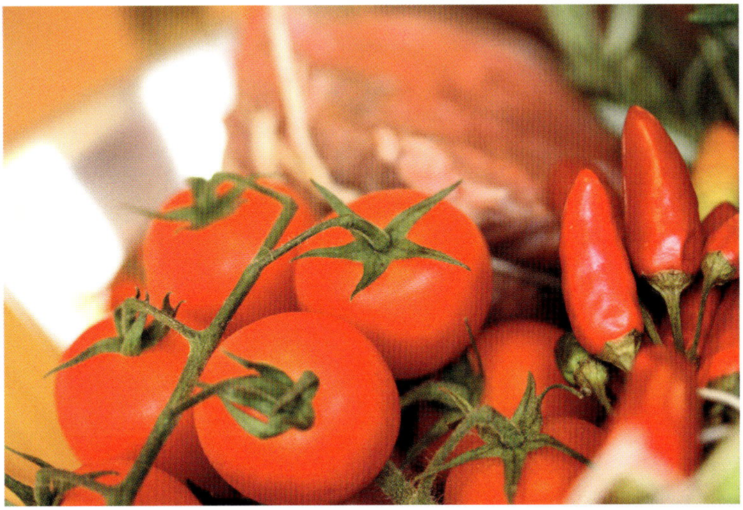

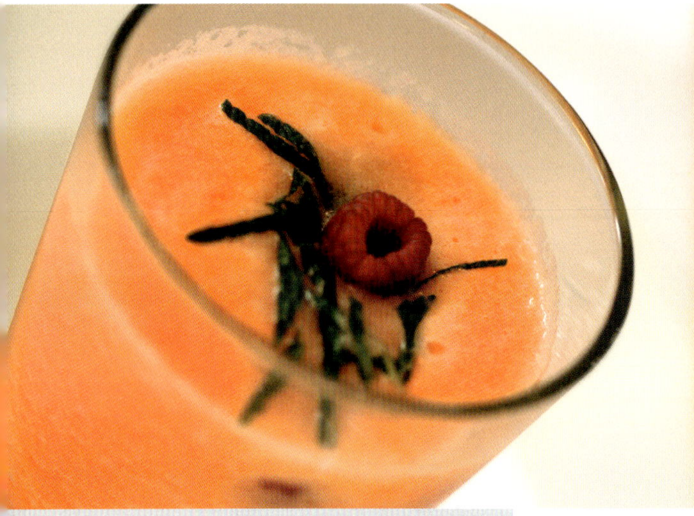

1 Melonenshake mit frischen Himbeeren

Zutaten:

- *1 vollreife große Zuckermelone (Netz-, Charentaismelone)*
- *Saft von 1 Zitrone*
- *200 ml Sodawasser*
- *einige Minzeblättchen*
- *1 Becher Himbeeren*

Zubereitung

Melone schälen und entkernen, in Stücke schneiden und im Standmixer oder Barmix mit Zitronensaft, Sodawasser und Minzeblättchen aufmixen. In gekühlte Gläser oder Schalen füllen und mit Himbeeren garnieren.

Tipp: Das Sodawasser kann man durch Sekt oder Prosecco ersetzten und man erhält eine etwas raffiniertere Variante.

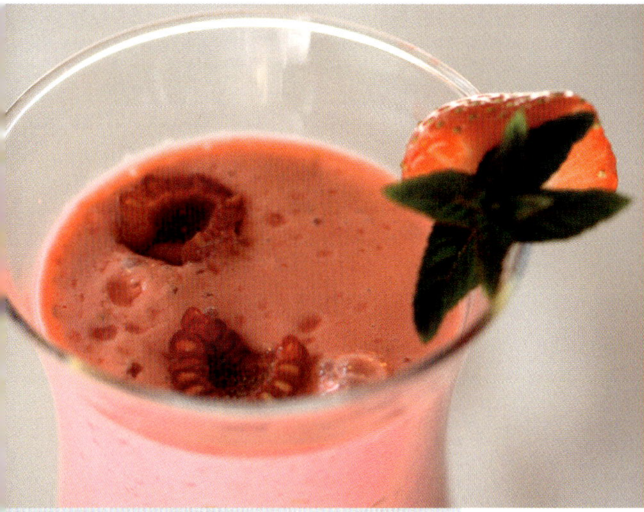

2

Jogurtshake mit frischen Früchten

Zutaten:

fur 4 Gläser á ca. 300ml:

- *800 g Naturjogurt*
- *400 g frische Früchte nach Wahl und Saison (Erdbeeren, Himbeeren, Pfirsiche, Birnen)*
- *Saft von 1 Zitrone*
- *Honig oder Süßstoff*

Zubereitung

Alle Zutaten im Standmixer oder Barmix mixen und in gekühlten Gläsern servieren.

Tipp: Anstatt des Jogurts kann man auch Buttermilch verwenden.

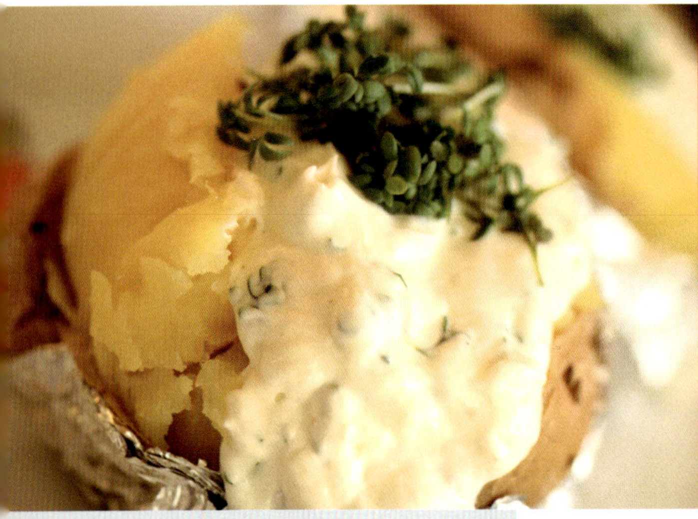

3

Ofenkartoffel mit Kräutertopfen

Zutaten:

- *Pro Person 2 große Kartoffel*
- *Kümmel*
- *Olivenöl*
- *Salz*
- *250 g Topfen*
- *100 g Jogurt*
- *Salz*
- *Pfeffer*
- *1 El Olivenöl*
- *frisch geschnittene Gartenkräuter (Schnittlauch, Petersilie, Dill, Kresse)*

Zubereitung

8 Alufolienstücke ausbreiten, die gründlich gewaschenen Kartoffeln in der Schale drauflegen, mit jeweils Kümmel, Salz und Olivenöl bestreuen und einwickeln. Im vorgeheizten Ofen bei 180° C je nach Größe ca. 1 Stunde braten (Nadelprobe).

In der Zwischenzeit alle Zutaten für den Kräutertopfen verrühren. Die Ofenkartoffeln auf der oberen Seite längs einschneiden und aufdrücken, auf Teller setzen und mit Kräutertopfen anrichten.

Tipp: Dazu passt ein Tomatensalat oder knackige Blattsalate.

Statt des Kräutertopfens schmeckt auch Tsatsiki sehr gut zu den Kartoffeln.

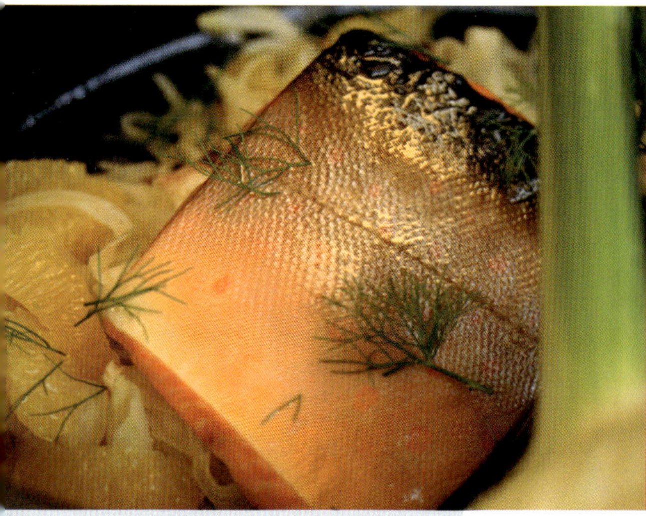

4

Lachs aus dem Ofen mit Fenchel, Orangengemüse

Zutaten:

- *4 Steak vom Lachs á ca. 150 g*
- *3 Fenchelknollen mit Fenchelkraut*
- *2 Orangen*
- *200 ml Weißwein*
- *Salz, weißer Pfeffer*
- *Olivenöl*

Zubereitung

Fenchel fein hobeln (Aufschnittmaschine oder Gemüsehobel), Orangen schälen und in Stücke schneiden. Fenchel und Orangen vermischen, mit Salz und Pfeffer würzen und in eine Auflaufform geben, Weißwein angießen. Den Lachs ebenfalls würzen und mit der Hautseite nach oben auf das Fenchelbett setzen, mit etwas Olivenöl beträufeln und bei 160° C im vorgeheizten Ofen ca. 15-20 min. braten.

Auf vorgewärmte Teller anrichten und mit Fenchelgrün garnieren.

Tipp: Der Lachs ist dann gar, wenn er sich leicht fest anfühlt. Es sollte ein klarer Saft austreten.

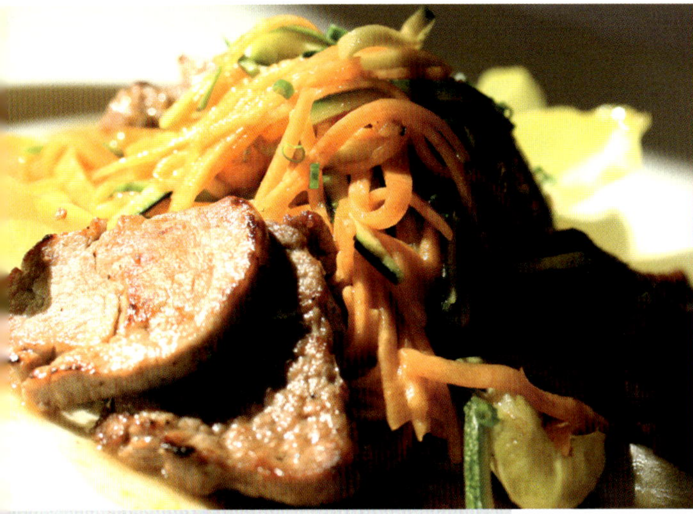

5

Kalbsfilet im Wurzelkräutersud mit Kartoffeln

Zutaten:

- *8 Stück Kalbsfilet á ca. 70 g*
- *1 Liter Wasser*
- *2 Karotten*
- *2 Stangen vom Staudensellerie*
- *1 Stange Lauch*
- *1 Stk. Petersilienwurzel*
- *8 Stk. Champignon*
- *3 weiße Pfefferkörner*
- *1 Lorbeerblatt*
- *1 Tl Salz*
- *etw. geschnittene Petersilie (nach Wunsch Kerbel oder Liebstöckel)*
- *4 größere Kartoffel gekocht*

Zubereitung

Das Gemüse in feine Stifte schneiden und mit Wasser, Salz und Gewürzen 5 min. köcheln. Die Kalbsfilet rundum salzen und in den Sud legen, unter dem Siedepunkt bei ca. 80° C ca. 10-15 min. je nach gewünschter Garstufe ziehen lassen.

Die gekochten Kartoffeln in Würfel schneiden und im Sud 3 min. miterwärmen. In tiefen Tellern mit reichlich Gemüse und Sud anrichten und mit gehackten Kräutern bestreuen.

Tipp: Wer es etwas schärfer mag, kann frischen Kren über das fertige Gericht reiben.

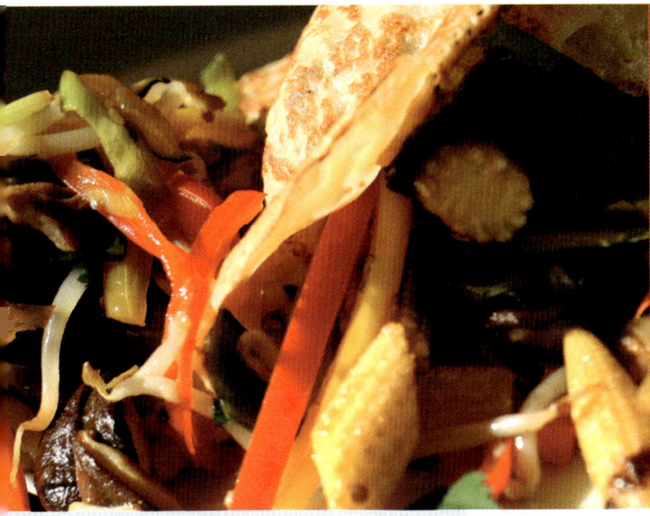

6

Asiatische Gemüsecrepes

Zutaten:

Crepe:

- *½ Liter Milch*
- *200 g Mehl*
- *4 Eier*
- *Prise Salz*

Fülle:

- *1 Hand Sojasprossen*
- *2 Paprika rot, gelb*
- *1 Hand Zuckerschoten*
- *4 Lauchzwiebel (Jungzwiebel)*
- *8 Stk. Babymais*
- *10 Stk. Shiitake-Pilze oder Champignon*
- *1 Zucchini*
- *1 kleine Chilischote*
- *etw. Sojasauce*
- *1 El Honig*
- *etw. Sesamöl*
- *frischer Koriander oder gestoßene Körner*

Zubereitung

Für den Crepeteig Milch mit Eier versprudeln, Mehl einrühren und salzen. Den Teig ca. 15 min. rasten lassen. Bei starker Hitze in einer beschichteten Pfanne mit wenig Öl hauchdünne Crepes beidseitig ausbacken. Die Crepes auf einen Teller stapeln und mit Alufolie zum Warmhalten abdecken.

Für die Fülle das Gemüse in Streifen schneiden und in einer sehr heißen Pfanne (Wok) in Sesamöl anbraten und mit Sojasauce, Honig und den Gewürzen abschmecken. Die Crepes locker damit füllen und Sojasauce dazureichen.

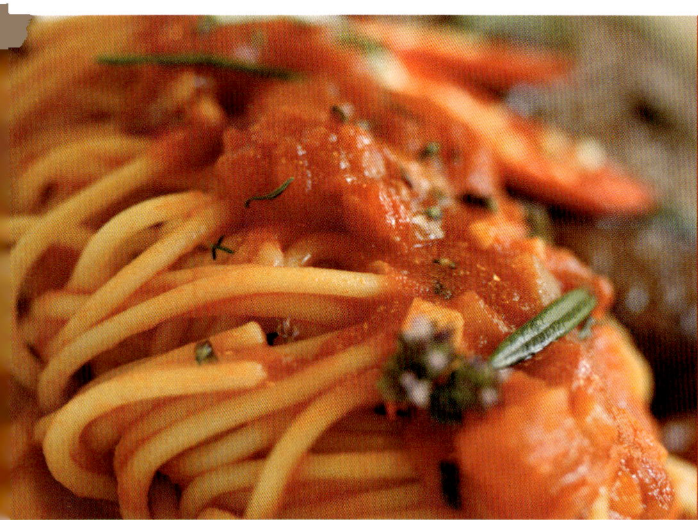

7

Schnelle Tomatensauce

Zutaten:

- *1 Liter passierte Tomaten (Dose oder Tetrapack)*
- *2 El Olivenöl*
- *2 kleine Zwiebel*
- *1 Knoblauchzehe*
- *Prise Zucker*
- *Salz*
- *weißer Pfeffer*

Zubereitung

Zwiebel und Knoblauch fein hacken, in Olivenöl farblos anschwitzen und passierte Tomaten dazugeben, aufkochen lassen.
Mit Salz, Zucker und Pfeffer abschmecken und kurz (ca. 10 min.) durchköcheln lassen.
Tipp: Tomatensauce lässt sich mit Kräutern wie Basilikum, Thymian oder Oregano gut verfeinern.
Wer es schärfer mag, lässt ein Stück Chilischote mitkochen.

Für den praktischen Vorrat an Tomatensauce: heiße Sauce in sterile Gläser (Marmeladengläser) abfüllen, gut verschließen und auf dem Deckel stehend auskühlen lassen (so bildet sich ein Vakuum). Die Sauce hält sich ca. 2 Wochen im Kühlschrank.

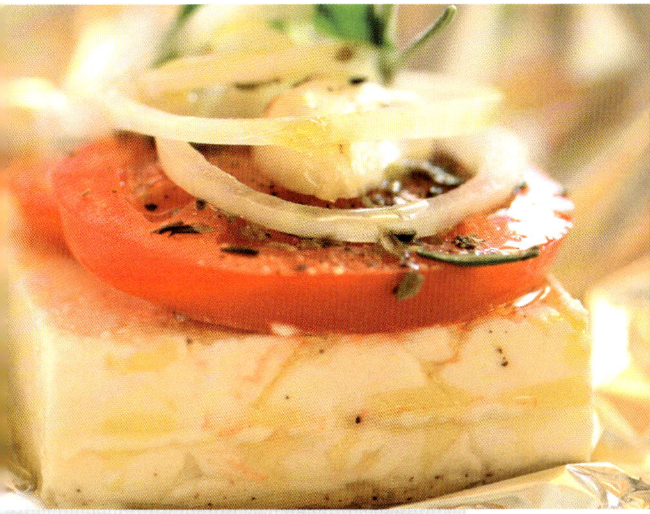

8

Feta aus der Folie

Zutaten:

- *4 Stk. Alufolie ca. 40 x 40 cm je 1 Stk. Fetakäse à 150g*
- *½ Knoblauchzehe*
- *einige Zwiebelringe*
- *2 Tomatenscheiben*
- *grob geschnittene Kräuter*
- *reichlich schwarzer Pfeffer (aus der Mühle)*
- *1 El Olivenöl*

Zubereitung

Alufolie ausbreiten, Käse draufsetzen und restliche Zutaten darauf verteilen. Zu kleinen Paketen verpacken und auf ein Backblech setzen mit der Verschlussstelle nach oben. Bei ca. 180° C 20 min. im vorgeheizten Ofen backen.

Tipp: Dazu passt Vollkorntoast oder Schwarzbrot.

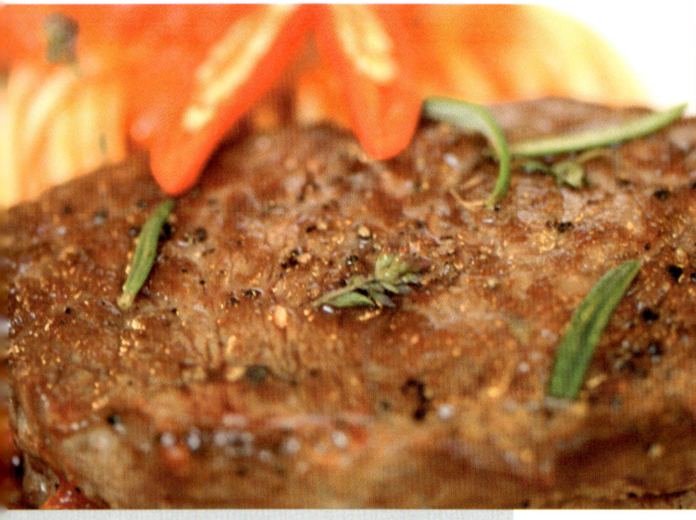

9

Rumpsteak á la Bahadori

Zutaten:

- *4 Rumpsteak (Beiried oder Hochrippe á ca. 150-200g)*
- *250 g Spaghetti*
- *2 Knoblauchzehen*
- *250 ml Tomatensaft (Sauce)*
- *1 Chilischotte extra scharf (oder Sambai Olek)*
- *Basilikum, Thymian*
- *Olivenöl*
- *Salz, schwarzer Pfeffer*

Zubereitung Die Nudeln in reichlich Salzwasser al dente kochen und beiseite stellen. Knoblauch fein hacken, nicht pressen, und in etw. Olivenöl leicht anschwitzen, jedoch ohne Farbe, da er sonst bitter wird. Mit Tomatensaft aufgießen. Chili, 2 Blätter Basilikum und etw. Thymian fein hacken und dazugeben. Aufkochen lassen und mit Salz abschmecken.

Steaks mit schwarzem Pfeffer rundum reichlich würzen und scharf in einer Pfanne anbraten. Bei 180° C ca. 5 min. im vorgeheizten Ofen garen (je nach gewünschter Garstufe etwas länger). Mit Salz rundherum würzen, abdecken und an einer warmen Stelle in der Küche ca. 10 min. rasten lassen. In der Zwischenzeit die Spaghetti mit der scharfen Tomatensauce vermischen. Die Steaks eventuell in der heißen Pfanne noch einmal wenden und mit den Nudeln auf vorgewärmten Tellern anrichten.

Tipp: Wir verwenden nur gemahlenen Pfeffer aus der Mühle, da frisch gemahlener Pfeffer am meisten Aroma besitzt.

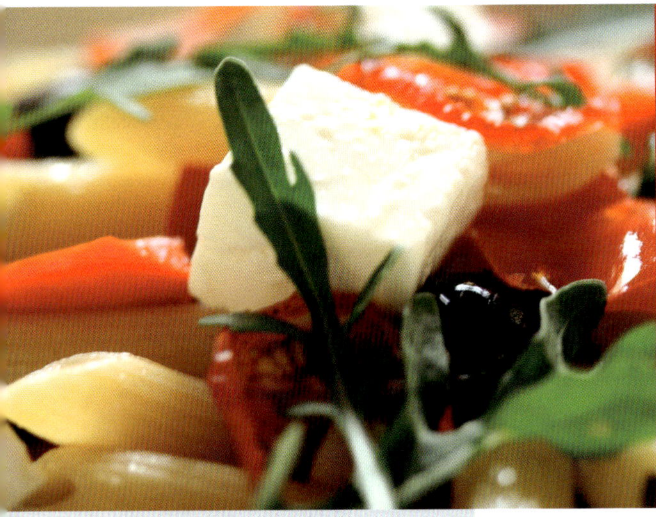

10

Penne mit Rucola, Paprika, Oliven und Schafkäse

Zutaten:

- *400 g Penne oder Vollkornpenne*
- *1 Bund Rucola*
- *2 rote Paprika*
- *3 El schwarze Oliven*
- *250 g Schafkäse (Feta)*
- *Salz, Pfeffer*
- *Olivenöl*

Zubereitung

Nudeln in reichlich Salzwasser al dente kochen. Paprika entkernen und in Würfel schneiden, Rucola waschen und trocken tupfen, Schafkäse in Würfel schneiden oder in Stücke brechen. Paprika in Olivenöl anschwitzen, Penne nur abgießen und zu den Paprika geben, restliche Zutaten hinzugeben außer dem Käse und gut vermischen. Mit Salz und Pfeffer abschmecken jedoch mit dem Salz aufpassen, da der Käse normalerweise schon sehr salzig ist. Auf vorgewärmte Teller anrichten und den Käse darüberstreuen.

Tipp: Die kalten Penne können mit etwas Weißweinessig verfeinert werden und als Nudelsalat genossen werden.

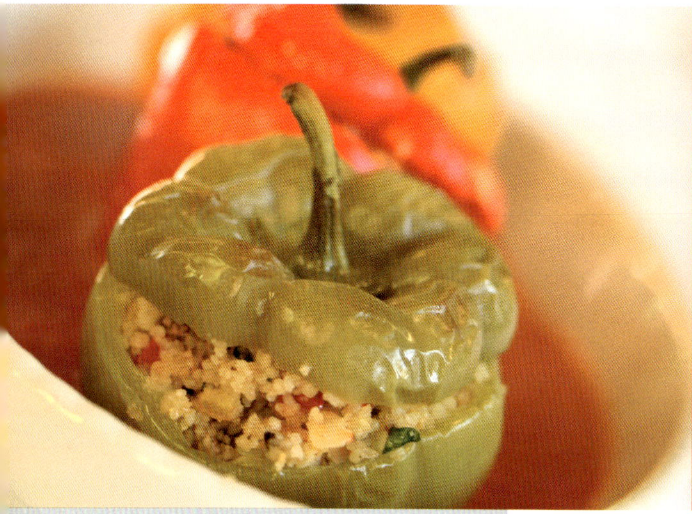

11

Gefüllter Paprika mit Couscous und Tomatensauce

Zutaten:

- *4 Paprika zum Füllen*
- *1 Paprika fein gehackt*
- *250 g Couscous*
- *250 ml Wasser*
- *1 Tl Salz*
- *1 El Olivenöl*
- *Petersilie gehackt*
- *2 El Oliven schwarz, gehackt*
- *1 Sardellenfilet, fein gehackt*
- *2 El geröstete Mandelblättchen*
- *ca. 750 ml Tomatensauce*

Zubereitung

Von den 4 Paprika den Deckel mit Stiel abschneiden und Kerngehäuse vorsichtig entfernen. In Salzwasser kurz, ca. 5 min. kochen. 250ml Wasser mit Salz aufkochen, vom Herd nehmen, Couscous einrühren und ca. 5 min. quellen lassen. Die restlichen Zutaten (außer Tomatensauce) mit dem Couscous vermischen und in die Paprika füllen. Die Tomatensauce in eine Auflaufform füllen, Paprika hineinsetzen und zudecken. Bei 170° C ca. 20 min. im Ofen garen.

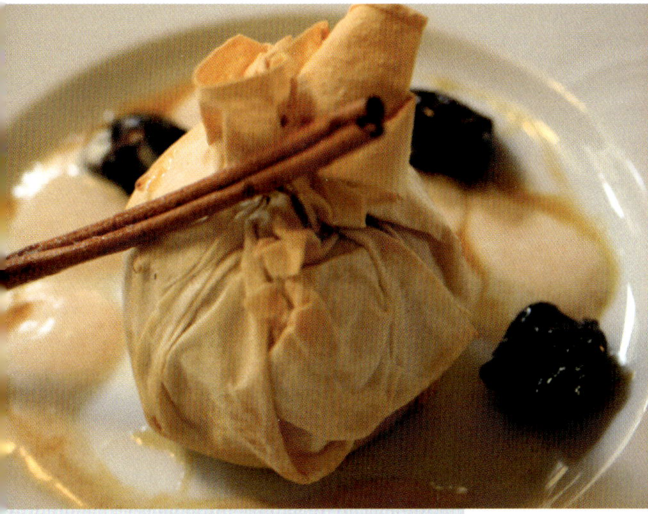

12

Apfel im Strudelteig mit Zimt-Joghurtcreme

Zutaten:

- *4 Äpfel*
- *8 Stk. Dörrzwetschgen*
- *1 El flüssiger Honig*
- *1 Tl Zimtpulver*
- *2 El Butter*
- *1 Pkg. Strudelblätter oder Filoteig*
- *1 Eigelb*
- *1 Becher Jogurt*
- *Saft von einer halben Zitrone*
- *1 Messerspitze Zimt*
- *Süßstoff od. Honig*
- *Früchte zum Garnieren*

Zubereitung

Äpfel schälen und Kerngehäuse ausstechen. Mit je 2 Dörrzwetschgen füllen. Honig mit einem TL heißem Wasser glattrühren, die Äpfel damit bepinseln und mit Zimt bestreuen. Strudelteig in 4 Stücke mit ca. 40 x 40 cm ausschneiden und mit flüssiger Butter dünn einstreichen, Apfel im Strudelteig einschlagen, die Enden oben zusammendrehen. Das Eigelb mit ein paar Tropfen Wasser verrühren, die „Apfelstrudel" auf ein Blech mit Backpapier setzen und mit Eigelb einstreichen. Bei 180° C ca. 10 min. im Rohr goldgelb backen.

Jogurt mit Zitronensaft, Zimt und Süßstoff oder Honig abschmecken. Die Strudel auf ein Teller setzen, mit Früchten nach Belieben garnieren und Jogurtsauce dazureichen.

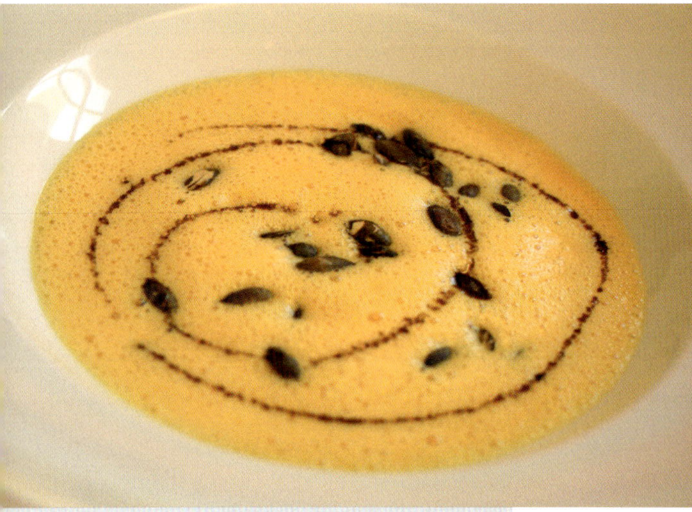

13

Kürbissuppe

Zutaten:

- *ca. 400 g Kürbis (am besten Muskatkürbis)*
- *Olivenöl*
- *1-2 kleine Zwiebel*
- *750 ml Geflügel oder Gemüsefond (gibt es auch fertig in guter Qualität im Reformhaus)*
- *250ml Sahne*
- *Salz, wenig weißer Pfeffer*
- *½ Tl Currypulver*
- *1 Messerspitze Cayennepfeffer*
- *trocken in einer Pfanne geröstete Kürbiskerne zum Garnieren*

Zubereitung

Zwiebel in Streifen schneiden und in Olivenöl glasig anschwitzen. Kürbis dazugeben und mit Fond aufgießen. 10 min. durchkochen lassen, Sahne dazu, aufkochen lassen und mit Stabmixer oder im Barmix pürieren. Mit Salz, Pfeffer, Curry und Cayennepfeffer abschmecken. In tiefen Teller oder Tassen anrichten und mit gerösteten Kürbiskernen bestreuen.

Tipp: Die Suppe lässt sich mit einer Prise Zimt und etwas frisch geriebenem Ingwer raffiniert verfeinern.

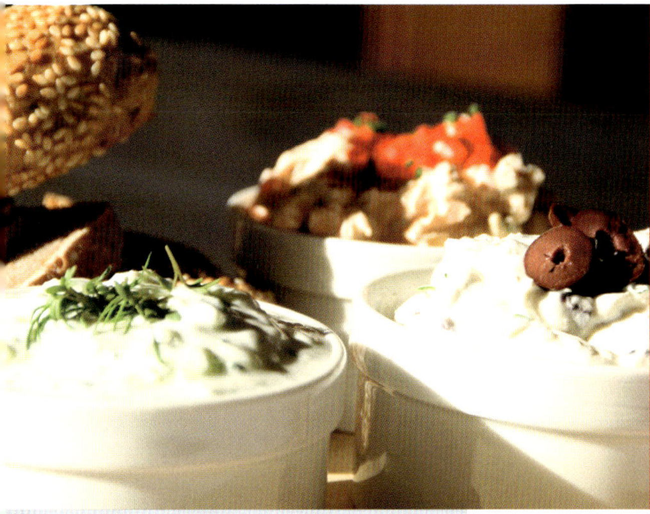

14

Paprika-Kräuter-Aufstrich

Zutaten:

- *1 Pkg. Topfen (ca. 250 g)*
- *1 Tl Paprikapulver (edelsüß)*
- *1 rote Paprika*
- *1 gelbe Paprika*
- *2 Essiggurkerl*
- *1 Messerspitze Kümmel gemahlen*
- *1 kl Bund Schnittlauch geschnitten*
- *Salz, weißer Pfeffer*

Zubereitung

Paprika entkernen und mit Essiggurkerl in kleine Würfel schneiden. Den Topfen mit einem Esslöffel Essiggurkerlwasser glattrühren und mit den restlichen Zutaten vermischen. Mit Salz und Pfeffer abschmecken.

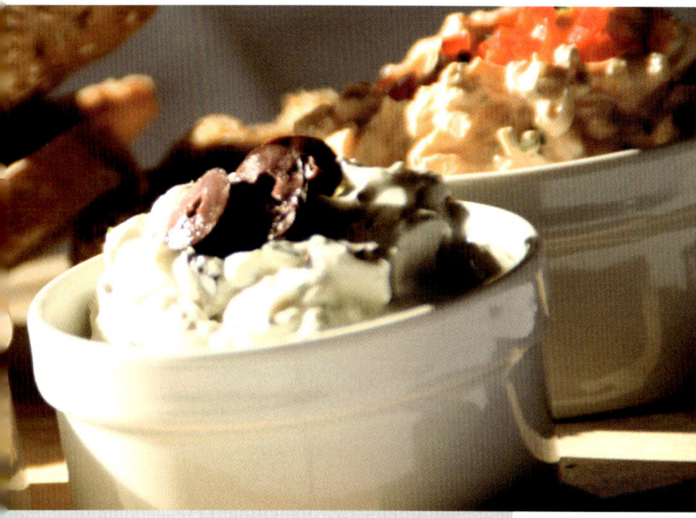

15

Olivenaufstrich

Zutaten:

- *1 Pkg. Topfen (ca. 250 g)*
- *2 El Olivenöl*
- *2 El schwarze Oliven gehackt*
- *1 El Kapern*
- *etw. frischer Basilikum fein geschnitten*
- *Salz, weißer Pfeffer*

Zubereitung

Topfen mit Olivenöl glattrühren, die restlichen Zutaten dazugeben und mit Salz und Pfeffer abschmecken.

Tipp: Anstatt den Kapern sind auch sehr gut fein gehackte Sardellen im Aufstrich.

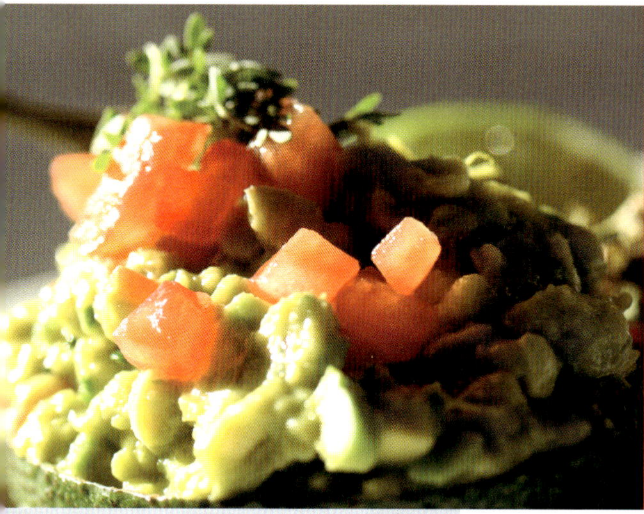

16

Avocadoaufstrich

Zutaten:

- *2 vollreife Avocados*
- *1 Zitrone oder Limette*
- *1 fein gehackte Chilischote oder Cayennepfeffer*
- *1 Tl scharfer Senf*
- *2 Tomaten geschält, entkernt, gewürfelt*
- *Salz*
- *3 El Olivenöl*
- *2 El Schnittlauchröllchen*

Zubereitung

Die Avocados halbieren und mit einem Esslöffel aus der Schale lösen, mit einer Gabel zerdrücken, sofort mit Zitronen oder Limettensaft beträufeln (verhindert das Braunwerden). Restliche Zutaten unter die Avocados heben, die Tomaten zum Schluss dazugeben und mit Salz abschmecken.

Tipp: Wir verwenden nur kalt gepresstes Olivenöl – Extra Vergine – mit Herkunftsbezeichnung.

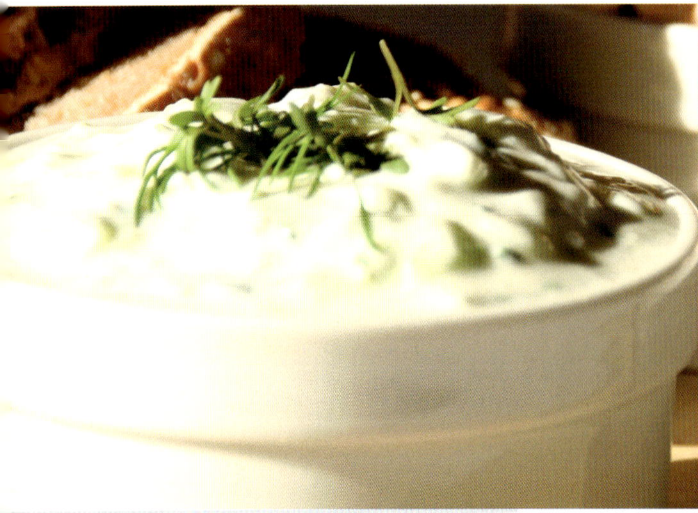

17

Tsatsiki

Zutaten:

- *1 Salatgurke*
- *300 g Jogurt*
- *100 g Topfen*
- *Salz*
- *1 Knoblauchzehe*
- *frisch gehackte Petersilie und Schnittlauch*

Zubereitung

Gurke schälen und grob raspeln, mit Salz bestreuen, beiseite stellen.

Knoblauch pressen, Jogurt und Topfen glatt rühren, Gurke leicht ausdrücken, dazugeben und mit den restlichen Zutaten vermischen.

Tipp: Tsatsiki schmeckt auch gut mit frischen Minzeblättchen und passt zu in der Schale gekochten Kartoffeln, gebratenen Zucchini oder auf Schwarzbrot.

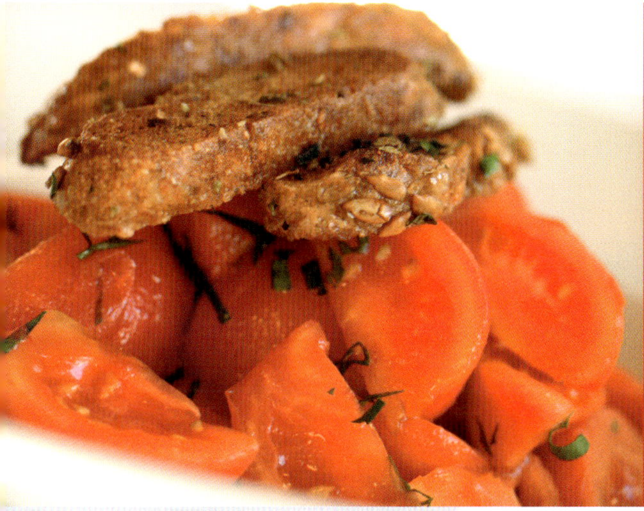

18

Lauwarmer Tomatensalat mit Kräuterbrot

Zutaten:

- *8 große Tomaten*
- *Balsamico oder Sherryessig*
- *Salz, Pfeffer*
- *Olivenöl*
- *Basilikumblättchen*
- *Weißbrot, besser Vollkornbrot*
- *Olivenöl*
- *1 Knoblauchzehe*
- *gemischte frische (geschnittene) oder getrocknete Kräuter (Rosmarin, Thymian)*

Zubereitung

Tomaten in Spalten schneiden und mit den Zutaten abschmecken, kurz in den warmen Ofen stellen. Das Brot in dünne Scheiben schneiden und in heißem Olivenöl anrösten, erst zum Schluss den Knoblauch dazupressen und die Kräuter untermischen. Auf Küchenpapier abtropfen lassen. Tomatensalat in einer Schüssel anrichten und das knusprige Brot drüberstreuen.

Tipp: Das Brot gelingt am besten, wenn man es bereits einige Stunden oder am Vortag schneidet und antrocknen lässt, bzw. lässt sich hierfür auch gut altbackenes Brot verwenden, so werden die Brotchips schön knusprig und saugen sich nicht zu viel mit dem Öl an.

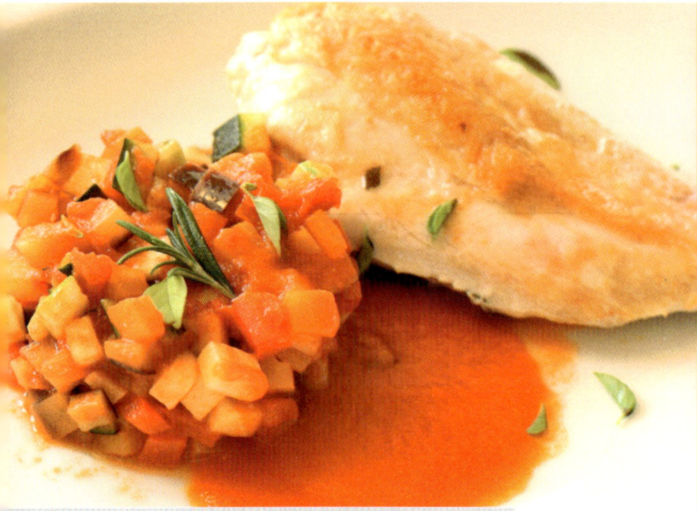

19

Hendlbrust auf Ratatouille

Zutaten:

- *4 Stk. Hendlbrust enthäutet*
- *Salz*
- *weißer Pfeffer*
- *Sesamöl*
- *2 Paprika rot, gelb*
- *1 Aubergine*
- *2 kleinere Zucchini*
- *1 kleine Knoblauchzehe*
- *1 kleine Zwiebel*
- *200 ml Tomatensauce od. 5 frische entkernte gehackte Tomaten od. 250 ml Tomatensaft*
- *Olivenöl*
- *Salz, weißer Pfeffer*
- *2 Blatt Basilikum (wenn vorhanden)*

Zubereitung Die Hendlbrüste mit Salz, weißem Pfeffer, ein paar Tropfen Sesamöl würzen und zuerst in eine Klarsichtfolie (Frischhaltefolie) und dann in eine Alufolie gut verpacken. Aubergine und Zucchini in fingerdicke Würfel schneiden. Paprika von Kerngehäuse trennen und auch in ungefähr gleich große Würfel schneiden. Gehackte Zwiebel und Knoblauch in etwas Olivenöl ohne Farbe anschwitzen, Paprika dazu und ca. 4 – 5 min. dünsten bis der Paprika nicht ganz weich ist. Auberginen und Zucchini dazugeben, kurz mitrösten und Tomatensauce (Saft oder frische Tomaten) zugeben. Durchkochen lassen, mit Salz und Pfeffer abschmecken, Basilikum in Streifen schneiden und dazugeben. Einen größeren Topf mit reichlich Wasser aufkochen lassen, die verpackten Hendlbrüste hineingeben, abdecken, und vom Herd nehmen. Die Hendlbrüste ca. 20 min. ziehen lasen. Ratatouille auf vorgewärmte Teller anrichten, Hendlbrüste aus dem Wasser nehmen, auspacken und auf dem Gemüse anrichten.
In die Hendlbrustpackerl können verschiedene Kräuter oder Gewürze mitverpackt werden wie zum Beispiel Thymian, Rosmarin oder gestoßener Koriander.

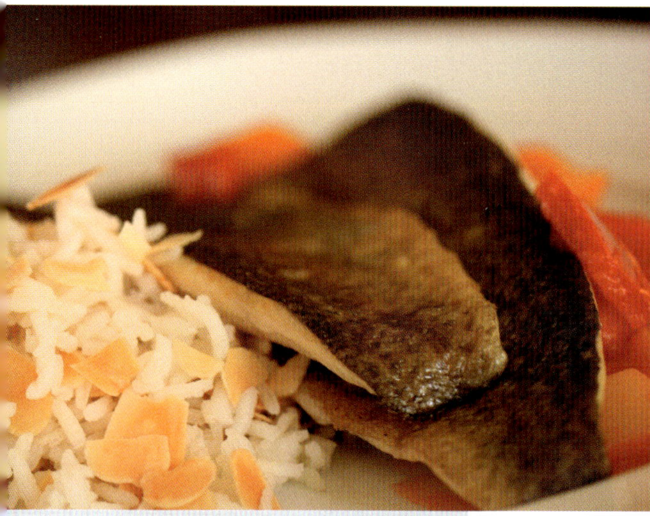

20

Gebratene Fischfilets mit Paprika, Tomatensauce und Mandelreis

Zutaten:

- *Pro Portion 2 kleinere Fischfilets (Forelle, Barsch, Seehecht, Kabeljau...)*
- *3 rote Paprika*
- *½ l Tomatensauce*
- *1 Chilischote*
- *Salz, weißer Pfeffer*
- *Olivenöl*
- *200 g Basmatireis*
- *400 g Wasser*
- *Salz*
- *100 g geröstete Mandelblättchen*
- *Olivenöl*

Zubereitung

Reis in 1 EL Olivenöl 1 Minute anschwitzen, Wasser dazu, salzen, einmal aufkochen lassen, abdecken und im 180° C vorgeheizten Ofen ca. 12 – 15 min. durchziehen lassen (das Wasser muss vom Reis komplett aufgenommen sein).

Paprika entkernen, in kleine Würfel schneiden und mit gehackter Chilischote in Olivenöl anschwitzen, mit Tomatensauce auffüllen, aufkochen lassen und mit Salz und Pfeffer abschmecken. Die Fischfilets trocken tupfen, salzen und in einer beschichteten Pfanne mit ein paar Tropfen Olivenöl auf der Hautseite 2 min. anbraten, wenden, vom Herd nehmen und durchziehen lassen. Den Reis mit Mandeln mischen und auf vorgewärmten Tellern anrichten, Sauce um den Reis ziehen und Fischfilets draufsetzen.

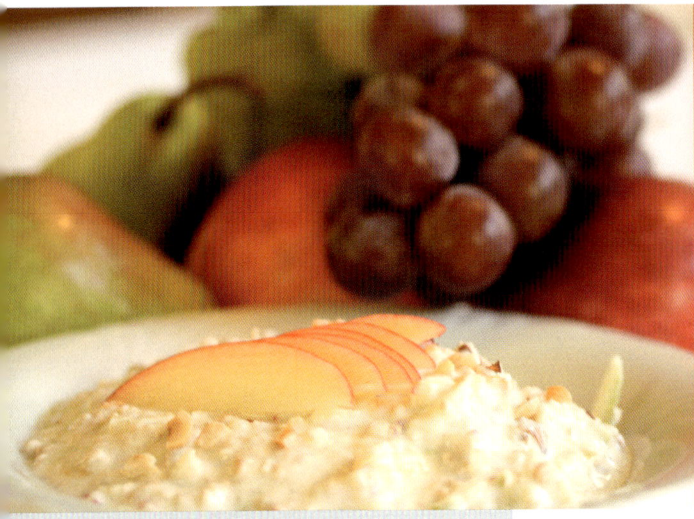

21

Bircher Müsli

Zutaten:

- *250 g Haferflocken natur*
- *ca. 250 g kaltes Wasser*
- *500 g Naturjogurt*
- *2 Äpfel*
- *2 Birnen*
- *grob gehackte Nüsse (Haselnüsse, Walnüsse)*
- *Saft 1 Zitrone*
- *3 El Honig od. Süßstoff nach Geschmack*

Zubereitung

Haferflocken am Vortag in Wasser einweichen. Äpfel und Birnen reiben, 4 gehäufte Esslöffel eingeweichte Haferflocken mit Jogurt und restlichen Zutaten verrühren.

Tipp: Das Müsli kann natürlich nach Geschmack und Saison mit anderem Obst abgewandelt werden (Bananen, Himbeeren, Erdbeeren, Trockenpflaumen...).

Die eingeweichten Haferflocken halten sich ca. 1 Woche im Kühlschrank, so dass man sich jederzeit ein frisches Müsli zubereiten kann.

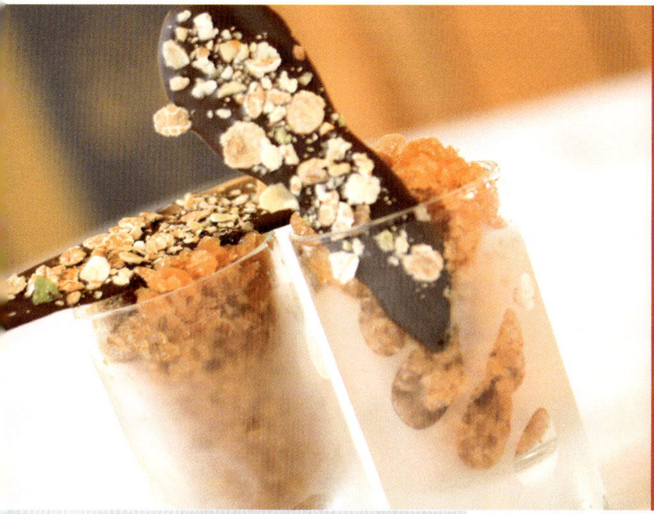

22

Espressogranité mit Müslikeksen

Zutaten:

- *600 ml starker Kaffee*
- *Süßstoff nach Geschmack*
- *100 g Müsli mit Nüssen*
- *250 g Bitterschokolade*

Zubereitung

Kaffee mit Süßstoff abschmecken, in flaches Geschirr gießen, einfrieren, während des Frostens öfter umrühren damit schöne grobe Kristalle (typisch für ein Granité) entstehen.

Für die Kekse Müsli trocken in der Pfanne oder im Ofen goldbraun rösten. Bitterschokolade über einem Wasserbad schmelzen, auf Backpapier Schokoladenkleckse mit Durchmesser ca. 5 cm setzen und sofort mit dem Müsli bestreuen. Wenn die Schokolade vollständig erstarrt ist, lassen sich die Kekse vom Papier ablösen. Granité in gekühlte Gläser füllen und mit den Keksen servieren.

Haben Ihnen diese Rezepte Appetit gemacht?

Dann probieren Sie in den nächsten 14 Tagen diese Rezepte doch einfach aus. Wir wünschen Ihnen dabei viel Freude und Genuss.
Vielleicht laden Sie sich ja zu einem nach diesen Rezepten gekochten Abendessen ein paar Freunde ein, vergessen Sie aber nicht, **Ihre Fastenphasen einzuhalten.**

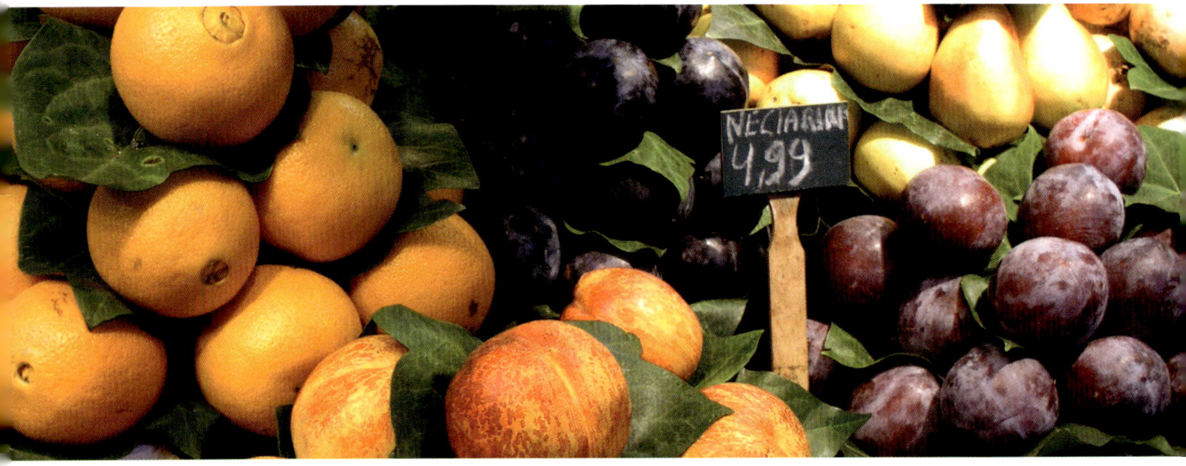

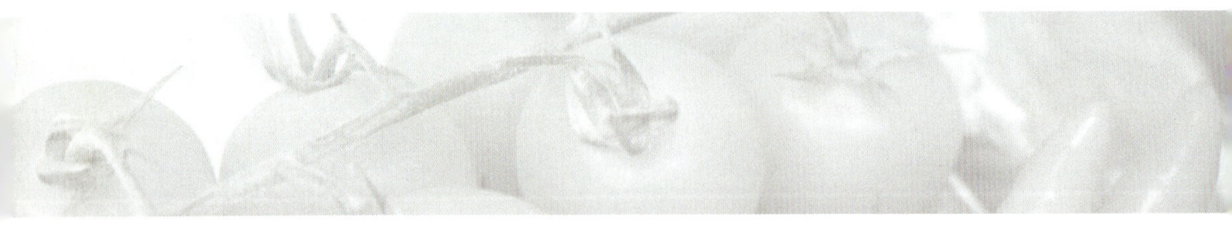

Wir wünschen viel Erfolg und Spaß bei „Stufe 4 - Teil 1“ unseres Konzeptes.
Bitte schlagen Sie Ihr Buch an dieser Stelle zu und lesen Sie erst in 14 Tagen weiter.

Stufe 4 - Teil 2

Die Würze des Lebens

Mit diesem Schritt erkennen wir, warum **„würzen“** vor **„salzen“** kommt!

Dass Gewürze die Würze in unser Lebens bringen können, erzählen schon die vielen Legenden, die sich um sie ranken: Der Herkunftsort der Gewürze wurde oft geheimgehalten und auf der Suche nach den Gewürzländern wurden Kontinente und neue Schifffahrtswege entdeckt.

Marco Polo zog auch ihretwegen mit seiner Karawane über vergessene Handelsrouten Richtung Asien. Sein arabischer Kollege, der „Handlungsreisende“ **Ibn Batuta,** verfasste einen spannenden Reisebericht und beschrieb, dass man verschiedene Gegenden und sogar Städte nicht nur „am Geruch der Frauen“, sondern auch am **Geruch der Gewürze** unterscheiden könne.

Für die Zubereitung von Speisen können wir heute eine breite Palette an Gewürzen und Kräutern verwenden. Und das wollen wir auch tun. Denn Kräuter sind meist reich an Vitaminen und Mineralstoffen. Einige enthalten darüber hinaus Inhaltsstoffe, die die Verdauungsorgane anregen und in ihrer Funktion unterstützen. Dass Kräuter gesundheitsfördernde und heilende Effekte besitzen, ist seit vielen Jahrhunderten bekannt. Auf den nächsten Seiten werden wir ein paar, der am meisten verwendeten Kräuter und Gewürze, kurz vorstellen.

Als Urgewürz schlechthin kann das **Salz** bezeichnet werden. Schon vor Jahrtausenden entdeckte man, dass gesalzene Speisen ungleich schmackhafter sind.

Salz, für das man damals „gesalzene Preise“ zahlen musste, wurde überaus sparsam verwendet und niemand hätte es als chic empfunden, dass vor dem ersten Bissen mit einer Prise nachgesalzt wird.

Vor übermäßigem Salzen ist sowieso Vorsicht geboten. Wir wissen heute, dass (zu viel) Salz ungünstig auf den Bluthochdruck und den Mineralstoffhaushalt des Körpers wirkt. Zu viel Salz brauchen wir

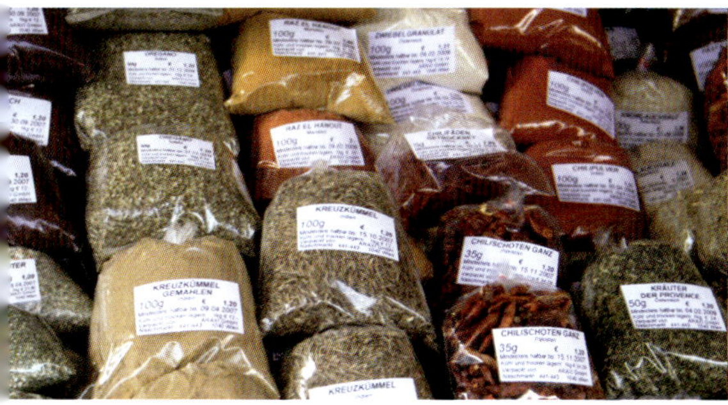

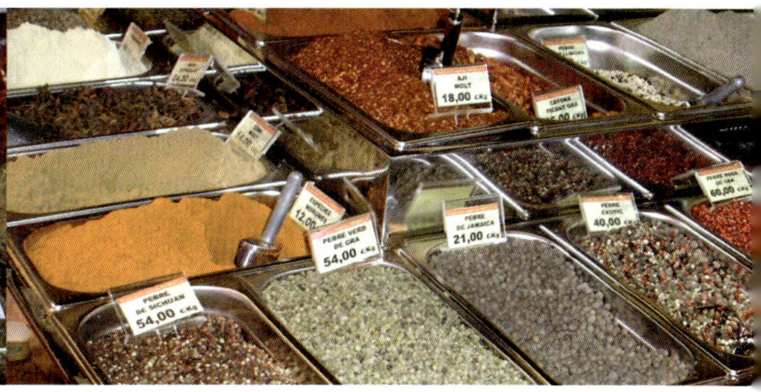

aber auch gar nicht, denn:
Sparsam gesalzene Speisen müssen überhaupt nicht langweilig oder fad schmecken!

Wir können nämlich durch die Verwendung andere Gewürze und Kräuter den Speisen einen salzigen Geschmack geben Experimentieren Sie doch einfach mal ein bisschen. Mit frischen Kräutern, die Dank des immer milderen Klimas auch immer öfter bei uns gedeihen, können schmackhafte und bekömmliche Speisen zubereitet werden.

Unter anderem sind dies:

- **Schnittlauch** mit seinem zwiebelig-lauchigen, **Petersilie** mit seinem herzhaft-frischen und **Liebstöckl** mit seinem bitter-süßlichen Selleriegeschmack. Das sind die am meisten verwendeten Kräuter in der täglichen Küche. Liebstöckl in der Suppe (aber nicht nur) verringert den Salzbedarf.

- **Majoran/Oregano** (stark würzig, intensiv), **Thymian** (intensiv, aber nicht scharf), **Basilikum** (leicht nelkenartig, frischwürzig) und **Salbei** (pikant, leicht bitter), finden Sie in jedem guten Sortiment oder frisch auf dem Wochenmarkt. Verwenden Sie aber ruhig auch einmal **Dill** (würzig, intensiv), **Estragon** (frisch, an Anis und Zitrone erinnernd) oder **Kerbel** (fein, leicht nach Anis schmeckend).

Damit die Kräuter uns wirklich Genuss bringen, achten wir

- bei der Zubereitung von Kräutern darauf, dass sie nicht mit Metall in Berührung kommen. Wir zupfen die Blätter darum ab (nicht schneiden!).
- zur Entfaltung ihres vollen Geschmacks, die Kräuter erst den leicht warmen Speisen zugeben oder auf angewärmte Küchengeschirre einstreuen. Auf diese Weise können die ätherischen Öle am besten gelöst werden und die Speisen werden bereits so schmackhaft, dass nur mehr wenig oder sogar überhaupt nicht gesalzen werden muss.

Auch die Brunnen-, Garten- oder Bachkresse, die bereits als Pflänzchen oder Samen für den Selbstanbau gekauft wer-

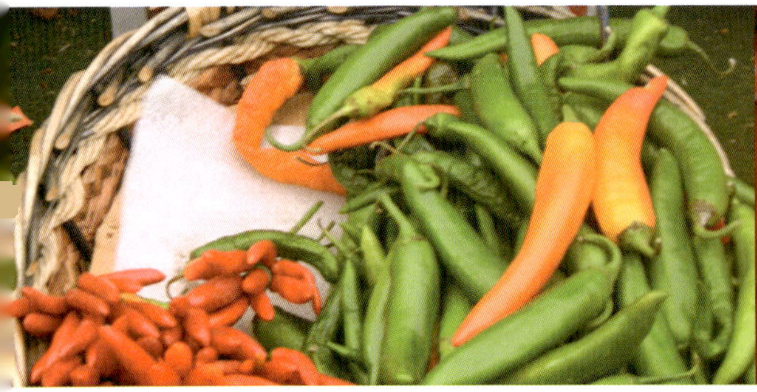
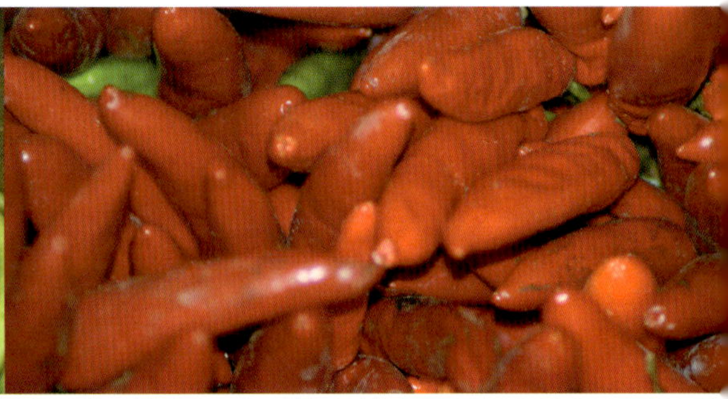

den können, sind eine schmackhafte Alternative zum Salz, da sie unter anderem kein Wasser im Körpergewebe binden. Wir achten aber darauf, dass der Eigengeschmack des Gerichts nicht überdeckt wird.

Nun zu den Gewürzen

Besonders aromatisch gewürzte Gerichte sind bei uns durch die asiatische und orientalische Küche bekannt geworden. Der bei der Zubereitung verwendete, aus Indien stammende und von den Engländern nach Europa importierte Curry, ist besonders bekannt. Er besteht aus einer Mischung von fünf bis acht verschiedenen Gewürzen, unter anderem Kurkuma, Kardamon, Pfeffer, Piment, Nelken, Ingwer, Koriander, Zimt und Muskat.
Um die genaue Zusammensetzung der einzelnen Curry-Mischungen wird auch heute noch ein großes Geheimnis gemacht.
Curry kann zum Würzen einer Vielzahl von Gerichten verwendet werden und ersetzt durch seinen sehr schmackhaften oder gar scharfen Geschmack ohne weiteres das Salz.
Pfeffer wird in verschiedenen Farben, Schärfen und Formen angeboten. Für unsere Rezepte eignet sich am besten der rote Pfeffer, der besonders verdauungsanregend, kreislaufunterstützend und magenschonend ist.
Auch ganz bestimmtes Gemüse eignet sich zum Würzen. So zum Beispiel der **Meerrettich,** der insbesondere bei kalten Speisen das Salz ersetzen kann.
Auch Saucen, Fleisch- und Fischgerichten verleiht der Meerrettich einen delikaten, pfiffigen Geschmack.

Besonders wohlschmeckend sind auch Gewürzpasten, die Sie als Aufstrich oder zur Abrundung von Gerichten ausprobieren sollten:

- aus Sellerie, Senfsaat und Olivenöl kann zum Beispiel eine interessante Gewürzpaste zubereitet werden, die das Salz vollständig ersetzt. Das Olivenöl dient dabei als Konservierungsmittel und kann bei sofortigem Verzehr auch weggelassen werden. Wenn Sie eine solche Paste zubereiten wollen, brauchen Sie dafür: eine halbe Knolle Sellerie fein zerkleinern (Pürierstab), zwei Esslöffel Senfsaat

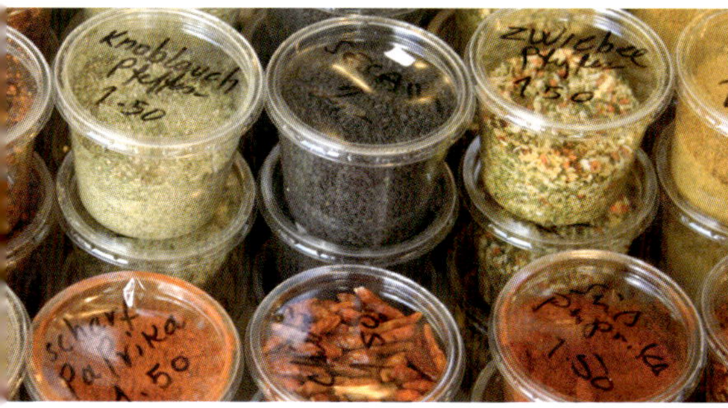

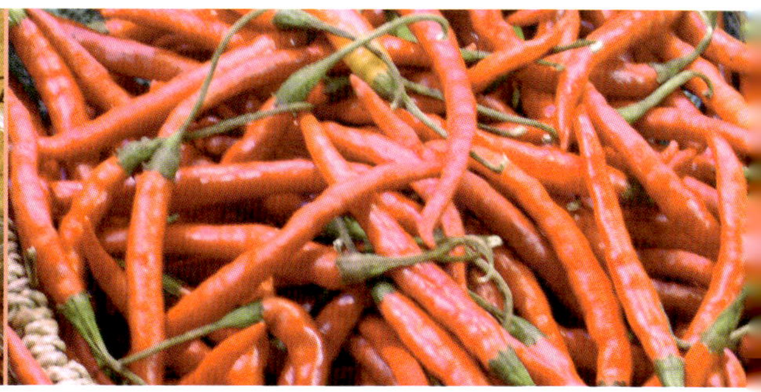

gemörsert oder zerdrückt. Mit dem Olivenöl verrühren, in ein Glas, das luftdicht verschließbar ist, abfüllen und in den Kühlschrank stellen. Die Paste ist zirka zehn Tage haltbar. Achten Sie bitte darauf, dass das Öl die Paste ganz bedeckt (wie beim Pesto). Die Paste kann auch durch ein Leinentuch geseiht werden oder zum Würzen in einem zugebundenen Leinensäckchen in die zu würzende Speise (z.B. Suppe) gehängt werden.

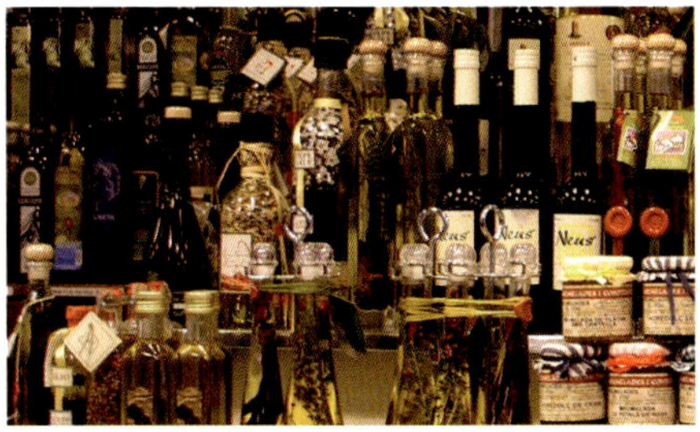

Zum Schluss noch ein paar kurze Anmerkungen zum Gebrauch von **Essig** in der von uns bevorzugten Küche:

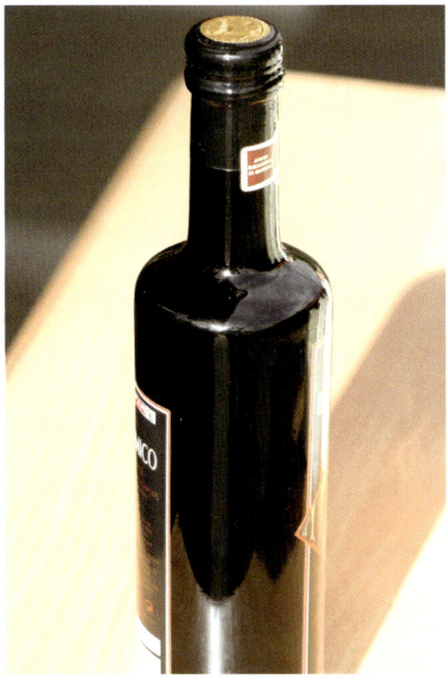

- Essig verfeinert nicht nur den Geschmack vieler Speisen, sondern senkt auch den Glykämischen Index. Vergessen Sie nicht ab und zu unser Essiggetränk zu trinken.
- Übrigens: In Haushalten, in denen Essig in der Küche verwendet wird, gibt es nachweislich weniger Infektionen, Allergien, Verdauungs- und Durchblutungsstörungen.
- **Die Chinesen** heilen mit Essig schon seit **5000 Jahren** Beschwerden und Krankheiten. Im Mittelalter war Essig auch bei uns ein viel verwendetes und bekanntes Haus- und klösterliches Heilmittel.
- Besonders interessant ist, dass Essig auch das Gewebe straffen und verjüngen kann.

Wir wünschen viel Erfolg und Spaß bei „Stufe 4 - Teil 2" unseres Konzeptes.
Bitte schlagen Sie Ihr Buch an dieser Stelle zu und lesen Sie erst in 14 Tagen weiter.

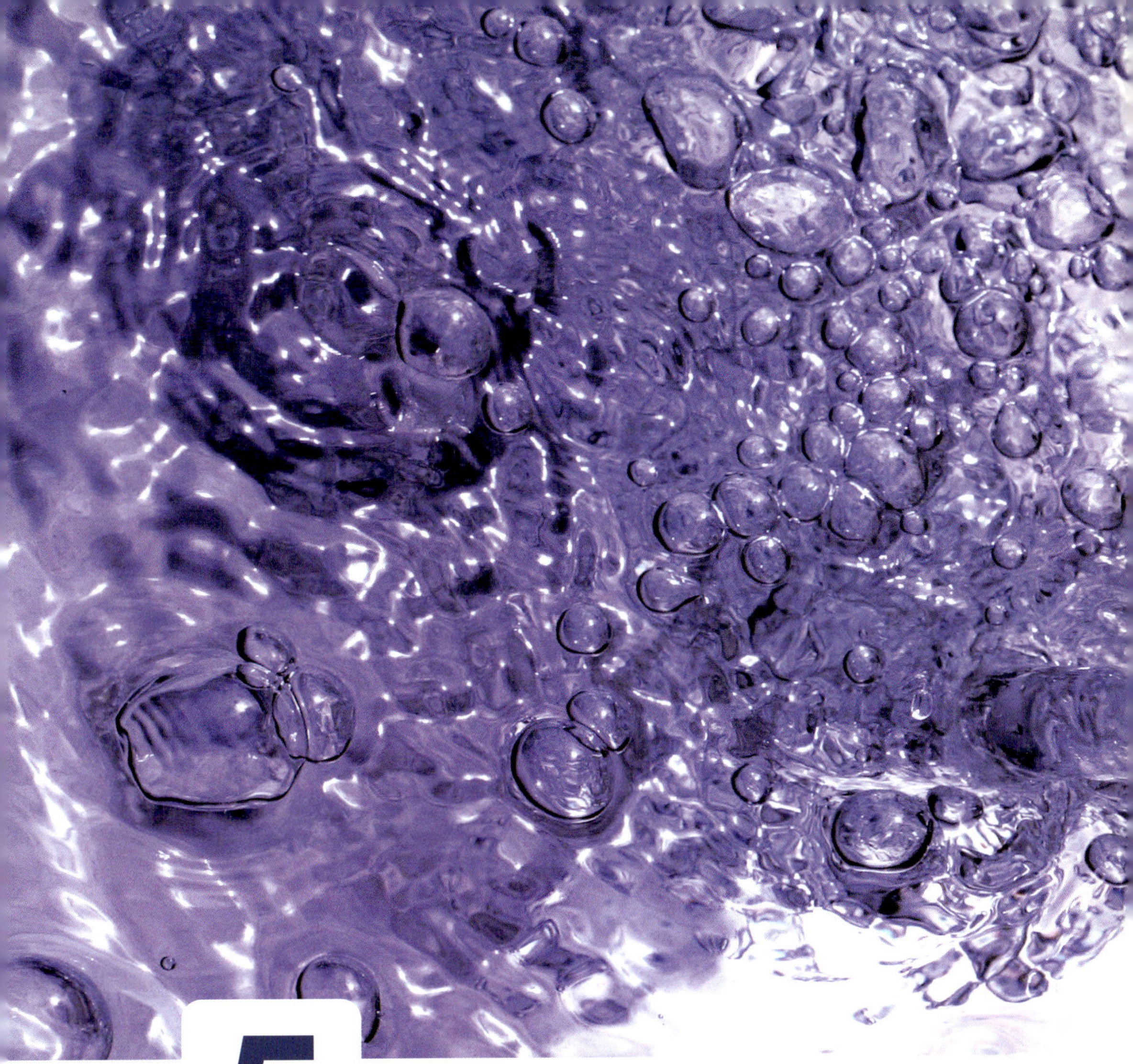

5 Wasser des Lebens

Stufe 5 - Teil 1

In der fünften Stufe lernen wir die Bedeutung des Wassers kennen.

Wasser ist der große Lebensspender. Ohne Wasser gäbe es kein Leben auf unserem Planeten. Ohne Wasser könnten wir nicht leben.
Wir können ohne zu essen mehrere Wochen auskommen, aber nach **drei Tagen** würden wir **verdursten.**
Wasser hat für uns also eine besondere Bedeutung. Und, wie sollte es anders sein, auch für alle Stoffwechselvorgänge in unseren Körper benötigen wir Wasser.

Als der Mensch sich aus den im Wasser lebenden Arten entwickelte, erbte er auch die Abhängigkeit von den lebensspendenden Eigenschaften des Wassers. An der Bedeutung des Wassers für den Körper hat sich, seit der Entstehung des Lebens aus dem Wasser, nichts geändert. Das heißt unser Körper ist von einer regelmäßigen Zufuhr an Wasser abhängig. Wenn wir regelmäßig Wasser trinken, bleiben wir nämlich nicht nur „im Fluss" sondern können auch unsere Fettverbrennung anregen.

- Wasser zu trinken verbraucht viel Energie, denn die Nieren verwenden sehr viel Energie, um Wasser in Form von Harn auszuscheiden.

- Um einen Liter zusätzliche Wasserzufuhr pro Tag zu „verarbeiten", verbraucht unser Körper ungefähr so viel Energie wie bei einem einstündigen Spaziergang.

Das ist eine ganze Menge und darum sollten wir darauf achten, regelmäßig über den Tag verteilt, immer wieder etwas Wasser zu trinken. Durch regelmäßiges Trinken von Wasser können wir aber noch einen anderen Effekt erzielen. Wir können

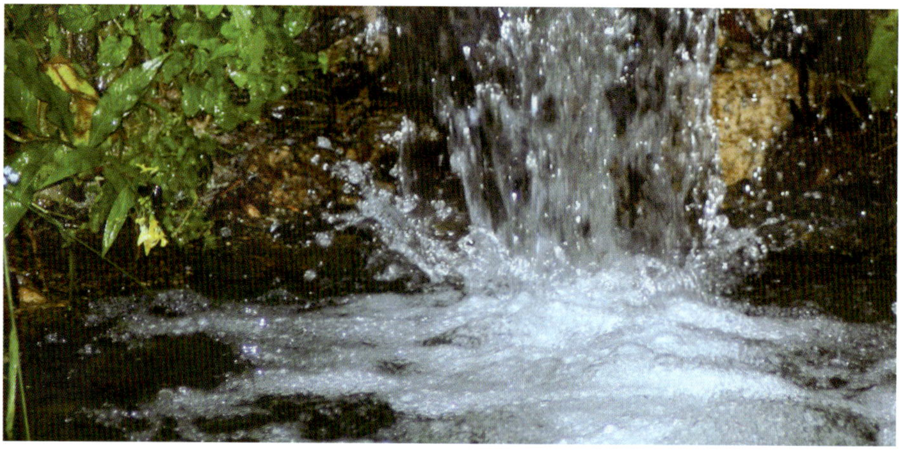

Hungerattacken vermeiden.
Unser Hungergefühl entsteht nämlich oft nur, weil unser Körper **ausgetrocknet** ist. Wir versuchen dann über das in Nahrungsmitteln gebundene Wasser eigentlich unseren **Durst** zu stillen.

Überlegen Sie einmal, wie oft am Tag Sie Wasser trinken?

Wir haben unser natürliches Durstgefühl verloren! Denken Sie daran, ein Mensch stirbt ohne Wasser nach ungefähr **drei Tagen,** ohne Nahrung aber erst nach rund **drei Wochen.**
Demzufolge sollte der Mensch eher ein Durst-, als Hungergefühl verspüren. Bei uns allen ist es aber genau umgekehrt. Ein Hauptgrund dafür, dass wir zu wenig trinken, liegt sicherlich darin, dass unser Körper gewissermaßen versalzen ist.
Der Grund dafür wiederum ist, dass Salz bei den meisten industriell hergestellten Nahrungsmitteln als Geschmacksverstärker eingesetzt wird. Darüber hinaus haben Soft-Getränke und Fruchtsäfte das Wasser als Getränk in die zweite Reihe gedrängt. Ein erster Schritt, um wieder in „Fluss" zu geraten ist darum, uns daran zu erinnern: **Wasser ist die Quelle des Lebens!**

Wie viel Wasser?

Wenn wir nun behaupten, dass Wasser eines der wichtigsten und kostengünstigsten Heilmittel ist, welche Dosierung ist für mich die Richtige?

Wie viel Wasser als eine der wichtigsten Therapien zur Behandlung von Übergewicht (vorausgesetzt, es liegen keine schweren Herz- und Nierenerkrankungen vor), ist gut für mich?
Ein Hauptproblem der Wassertherapie liegt nämlich darin, dass man versucht, eine große Menge Wasser **auf einmal** zu trinken, was nicht zielführend und auf Dauer nicht durchführbar ist!

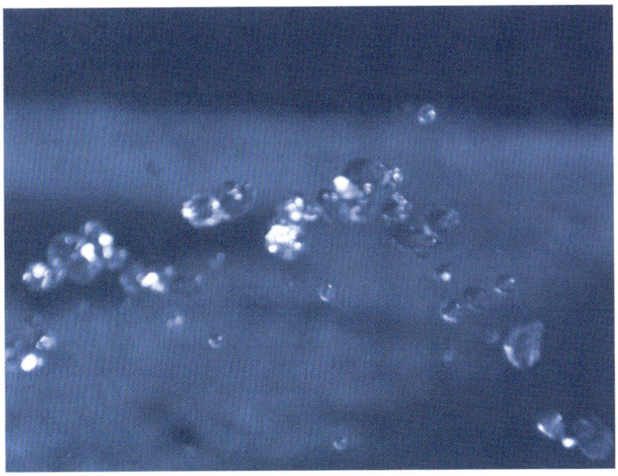

Ohne Wasser gäbe es kein Leben auf unserem Planeten.

Unser Körper braucht eine regelmäßige Wasserzufuhr!

Eine einmalige Zufuhr großer Wassermengen ist nicht nur sinnlos, sondern führt zu einem unangenehmen Völlegefühl, welches eine weitere Wasserzufuhr verhindert.
Die große Frage, wie bei jeder anderen medikamentösen Therapie (denn in diesem Fall setzen wir Wasser als Medizin gegen unser Übergewicht ein) ist:
wie viel und wie oft ?

Es wurde jahrelang in der Medizin diskutiert, wie groß die richtige Wassermenge pro Tag sein soll. Die Lösung liegt wieder in unserer Vergangenheit, bei unseren **Vorfahren.** Sie schöpften Wasser mit Ihren Händen, tranken immer wieder eine „Hand voll". Die Forschungen haben bestätigt, dass dies tatsächlich die Menge Wasser ist, die unser Körper auf einmal am besten verwerten kann.
Um herauszubekommen, was für Sie persönlich die richtige Wassermenge ist, lassen Sie einfach Wasser in ihre beiden Hände laufen. Das Wasser füllen Sie anschließend in ein Gefäß um und markieren mit einem Stift die genaue Menge. Auf diese Weise haben Sie dann eine Flasche mit der Menge einer Hand voll Wasser. Trinken Sie nun alle zwei Stunden die auf diese Weise festgelegte Menge Wasser, denn damit fördern Sie Ihre Fettverbrennung.

Sie möchten nun bestimmt wissen, ob es noch andere Getränke gibt, welche die Fettverbrennung positiv beeinflussen. Die gibt es tatsächlich, nämlich **Kaffee, schwarzen und grünen Tee.**
Wir müssen dabei allerdings beachten, dass sowohl Kaffee als auch schwarzer sowie grüner Tee wassertreibend sind. Darum trinken wir zu jeder Tasse immer auch ein Glas Wasser, wie das im Orient üblich ist. Sie kennen diesen Brauch aber auch aus Österreich und südeuropäischen Ländern.

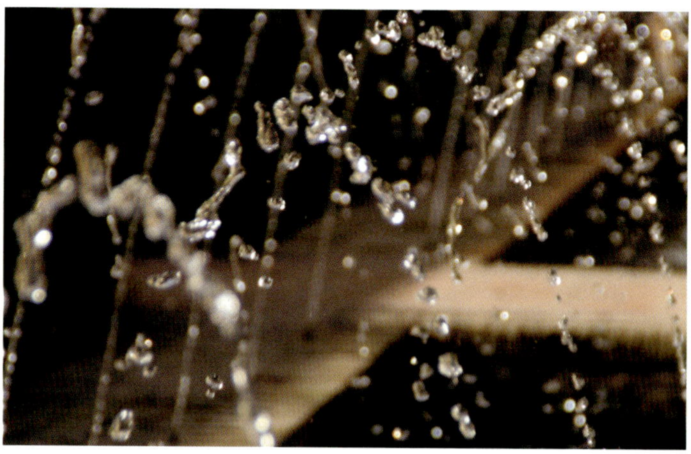

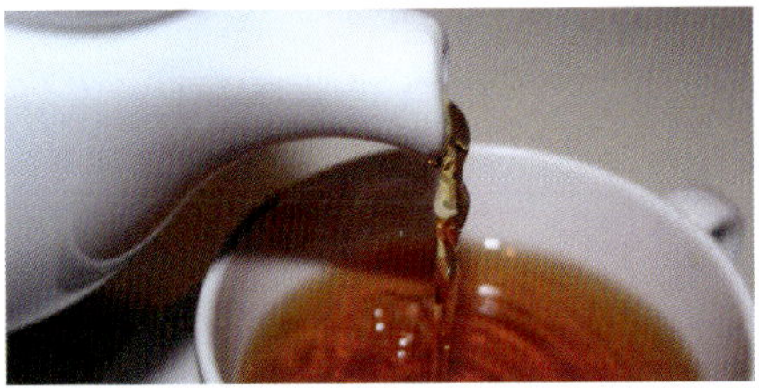

Wer Tee trinkt, vergisst den Lärm der Welt

Da unter den Genussmitteln der grüne Tee eine Sonderstellung einnimmt, wollen wir ihm einen extra Abschnitt einräumen.

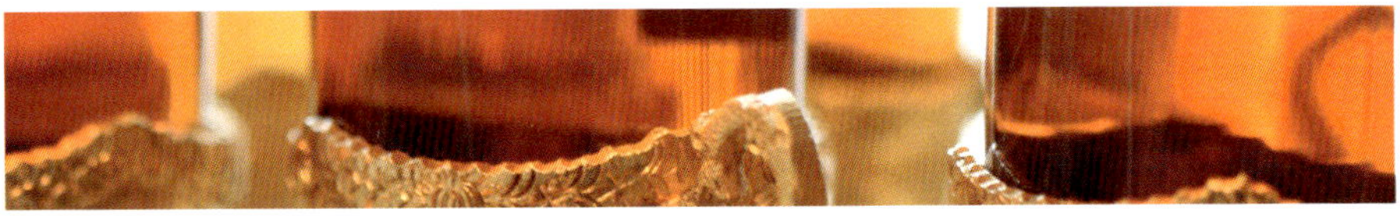

Grüner Tee ist unglaublich reich an lebenswichtigen Substanzen. Er fördert darüber hinaus bewiesenermaßen nicht nur sehr stark die **Fettverbrennung,** sondern bewirkt nach neuesten Erkenntnissen sogar die **Reduktion von Fettzellen.**
Es ist belegt, dass eine Tasse grüner Tee nach dem Essen die Fettaufnahme im Darm verlangsamen kann. Versuchen Sie darum drei bis fünf kleine Tassen grünen Tee am Tag zur Optimierung der Fettverbrennung zu trinken. Grüner Tee ist ein wahres Lebenselixier zum Genießen, Entspannen und Heilen! Wir können den grünen Tee dabei prinzipiell mit allen anderen Teesorten kombinieren.
Erfrischend sind zum Beispiel Kombinationen mit Pfefferminze, Zitronengras oder Melisse, wobei die Melisse bei einem bis zu fünf Minuten gezogenen grünen Tee den beruhigenden Aspekt betont. Durch Kamille oder Ringelblumenblüten machen wir den grünen Tee zu einem ausgesprochenen **Magenfreund.** Am besten bereiten wir den Tee auf diese Weise zu:
Pro ½ lt. Wasser 1 knappen Teelöffel grünen Tee und 1 Teelöffel Kräuter Ihrer Wahl. Bereiten Sie einen ersten Aufguss (wenig Wasser) mit dem grünen Tee allein zu und kippen Sie diesen weg. Beim zweiten Aufguss auch die Kräuter dazugeben, zusammen mit dem grünen Tee etwa fünf Minuten ziehen lassen.

In den nächsten 14 Tagen werden wir erstaunt darüber sein, wie gut es uns tut, regelmäßig eine bekömmliche Menge Wasser zu trinken. Wir freuen uns auf eine gemütliche Tasse Tee, hören dabei Musik und können uns gut entspannen.
Wir merken, dass wir im „Fluss sind", denn wir kennen inzwischen unseren Biorhythmus so gut, dass wir die Signale unseres Körpers richtig verstehen können.
Fastenzeiten, Bewegungs- und Entspannungsübungen fügen sich zu einem großen Ganzen.
Ist das nicht ein gutes Gefühl?

Wir wünschen viel Erfolg und Spaß bei „Stufe 5 - Teil 1" unseres Konzeptes.
Bitte schlagen Sie Ihr Buch an dieser Stelle zu und lesen Sie erst in 14 Tagen weiter.

Stufe 5 - Teil 2

Das wohltuende Wasser

Bemerken Sie, was sich in den letzten Monaten verändert hat?

- Unser Körper hat inzwischen seinen Biorhythmus gefunden.
- Die Entspannungs- und Bewegungsübungen geben uns ebenfalls ein besseres Körpergefühl.
- Essen macht uns wieder Spaß. Wir haben die schmackhaften Rezepte ausprobiert und entdecken immer mehr den Genuss an Mahlzeiten, die uns gut tun.
- Und wir merken, wie das Wasser unser Leben wieder mehr in Fluss bringt. Denn wir trinken mehrmals täglich eine Hand voll Wasser.
- Eine Tasse Tee, der uns die Zeit vergessen lässt, wird zu einem täglichen Ritual.

Kurz gesagt:

Wir haben Schwung in unser Leben gebracht!

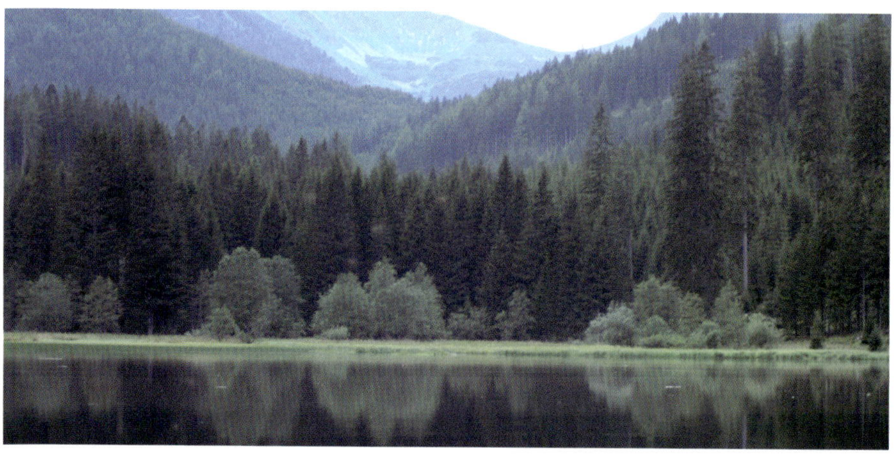

Weil sich inzwischen so viele Dinge in unserem Leben verändert haben, schlagen wir Ihnen vor, auf einem Blatt Papier einmal alles zu notieren und an einer gut sichtbaren Stelle aufzuhängen. Denn wir neigen dazu, schnell zu vergessen, was wir schon alles geschafft haben! Und auf das, was Sie geschafft haben, können Sie wirklich stolz sein.

Die Heilkraft des Wassers

Jeder von uns kennt die wohltuende Wirkung einer heißen Dusche an einem kalten Winterabend, oder die eines kühlen Bades im Sommer. Im nächsten Schritt wollen wir uns darum mit der heilenden Kraft des Wassers beschäftigen. Bei der äußerlichen Anwendung können nämlich unterschiedliche Reizwirkungen des Wassers genutzt werden, um im Körper heilende Reaktionen hervorzurufen. Sie fragen sich jetzt vielleicht, in welcher Weise uns Wasser beim Abnehmen helfen kann. Wie wir schon mehrmals erwähnt haben, geht es uns ja darum, natürliche Regelkreise in unserem Körper wieder in einen ausgewogenen Rhythmus zu bringen. Was passiert, wenn wir das schaffen, kennen Sie inzwischen von sich selbst: Sie können sich inzwischen darauf verlassen, dass Ihr Körper zum richtigen Zeitpunkt Hunger „anmeldet". Und Ihr Körper weiß, dass er ausreichende Sättigung erfährt und kann die lebensnotwendige Energiemenge richtig verbrennen. Ein gut funktionierender Kreislauf und eine optimale Durchblutung unserer Organe, ist eine wichtige Voraussetzung dafür.

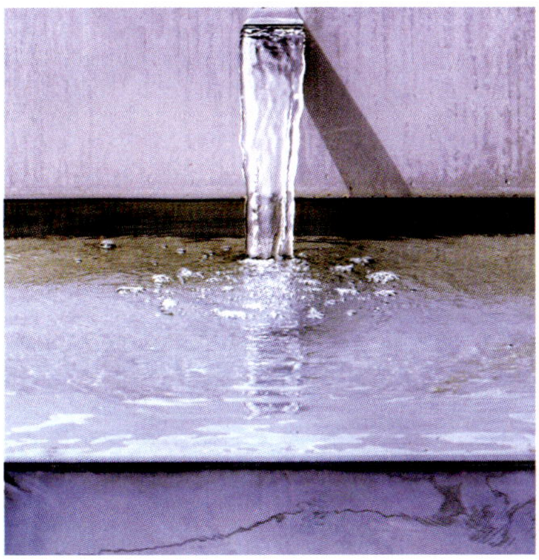

Die äußeren Wasseranwendungen helfen uns dabei, unseren Kreislauf wieder richtig „auf Trab" zu bringen, indem sie

- den Stoffwechsel anregen und dadurch für einen erhöhten Grundumsatz sorgen und
- zur Optimierung des inneren Flüssigkeitssystems beitragen.

Damit wir verstehen, was in unserem Körper passiert, wollen wir noch einmal in unseren Körper hineinhorchen:
Eines der wichtigsten Flüssigkeitssysteme

in unserem Körper ist **die Lymphe.** Sie entsteht dadurch, dass Blutplasma durch feinste Blutkapillaren in unser Gewebe sickert und sich danach in den kleinen und großen Lymphbahnen sammelt.
Diese interzelluläre Flüssigkeit bildet die eigentliche Nährflüssigkeit für unseren Körper. Sie umspült mit den in ihr gespeicherten Nährstoffen alle Körperzellen und versorgt sie. Die Körperzellen geben im Austausch dazu die in ihnen angefallenen Schadstoffe und abgestorbene Zellfragmente in die Interzellulärflüssigkeit ab, von der sie ausgeschwemmt werden.
Diese mit „Abfallprodukten" angereicherte Flüssigkeit sammelt sich in den „Abwasserkanälen" unseres Körpers, den Lymphbahnen, über die der Flüssigkeitsstrom durch unseren ganzen Körper transportiert und wieder in den Blutkreislauf geleitet wird. Auf dem Weg zu den Wiedereintrittsstellen in den Blutkreislauf passiert die Lymphe viele der so genannten Lymphknoten, die Bakterien, Viren, Zellfragmente und andere Schadstoffe aus der Lymphe herausfiltern.

Das hört sich komplizierter an, als es in Wirklichkeit ist: Sie können sich sicher vorstellen, dass vom Körper ziemlich viel Energie aufgebracht werden muss, damit die Lymphe gegen die Schwerkraft von den Zehenspitzen die Beine hinauf bis zu unserem Becken gelangen kann. Wird dieser Flüssigkeitsrückstrom behindert oder blockiert, sammelt sich „Wasser" in den Beinen oder Fingern. Zu Verstopfungen der Lymphkanäle führen dabei oft „Zelltrümmer", die abtransportiert werden sollten. Je langsamer die Lymphe fließt, umso eher verstopfen die Kanäle. Und im schlimmsten Fall wird der Fluss der Lymphe vollständig unterbrochen. Dann

- erreichen die Nährstoffe nicht mehr die Zellen und
- die Schadstoffe aus ihnen werden nicht mehr „entsorgt"
- In der Folge verhungern die Zellen und werden gleichzeitig durch ihre eigenen Abfälle vergiftet (wenn der Abstrom ebenfalls unterbrochen ist).

Jetzt verstehen wir, warum das so wichtig für uns ist. Dass es ganz wichtig ist, dass dieses Be- und Entwässerungssystem unseres Körpers gut in Schuss ist und bleibt. Wie können wir dieses System unseres Körpers bei dieser wichtigen Aufgabe unterstützen?
Eine sehr einfache Methode ist Schwimmen, Baden oder Kneippen. Dies erhöht nämlich den Außendruck auf unseren Körper und regt dadurch enorm den etwas müden Flüssigkeitskreislauf an. (Und kann sogar helfen leichte „Verstopfungen" zu beseitigen).
Bitte Informieren Sie sich über das richtige Kneippen im Fachbuchhandel.

**Wir wünschen viel Erfolg und Spaß bei „Stufe 5 - Teil 2" unseres Konzeptes.
Bitte schlagen Sie Ihr Buch an dieser Stelle zu und lesen Sie erst in 14 Tagen weiter.**

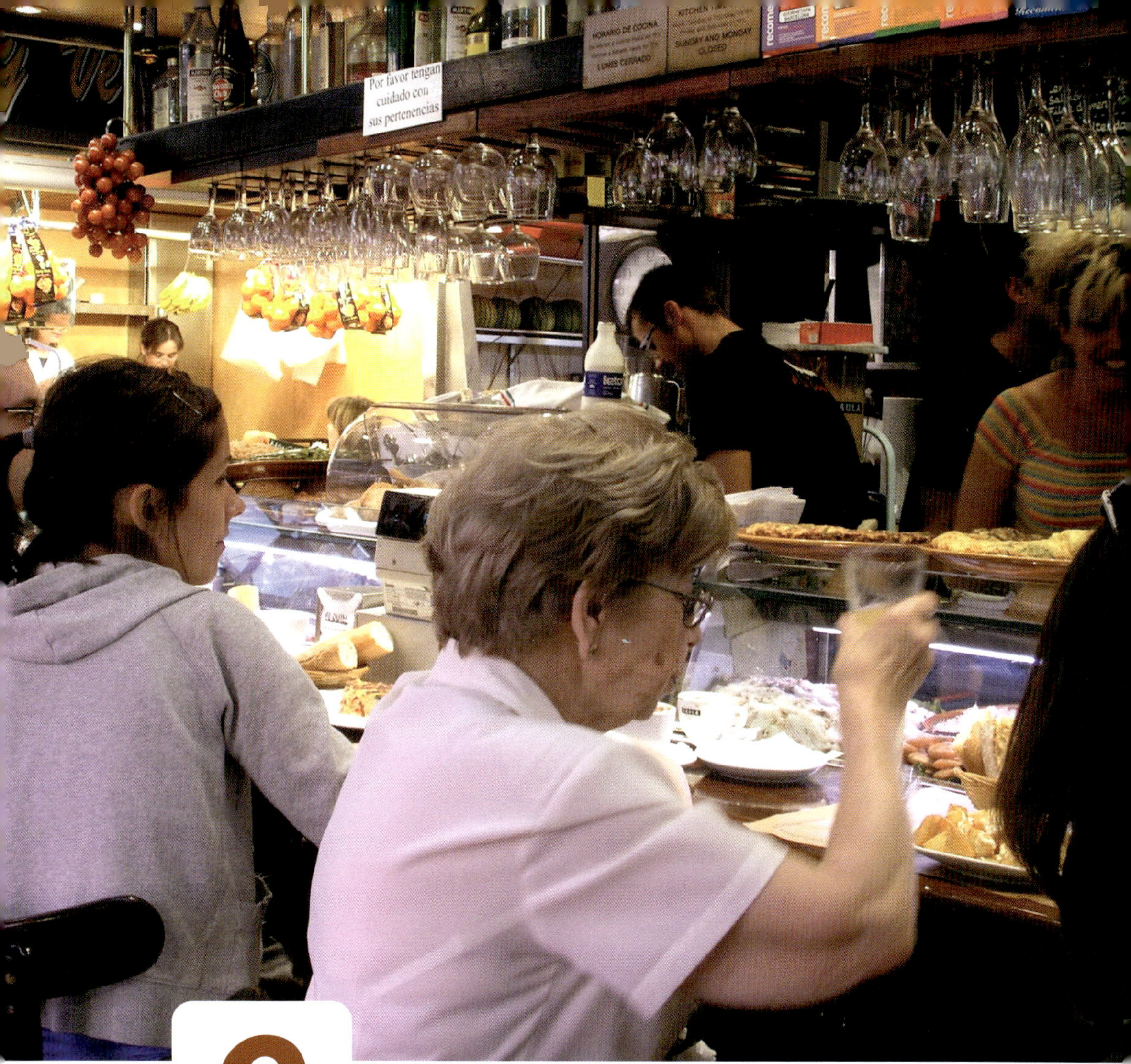

6 Wir optimieren unseren Alltag

Erwischen Sie sich manchmal auch dabei, wie schnell der Alltag zu einem tagtäglichen Einerlei werden kann. Der Tag hat seinen ganz bestimmten Ablauf, wir müssen viele Dinge erledigen, die nicht immer Spaß machen und zur Routine werden. Dabei meint das Wort „Alltag" eigentlich etwas ganz anderes. Wenn wir nämlich genau hinhören, verbirgt sich darin als „All", also **„Alles"!** Also auch die schönen und wunderbaren Aspekte unseres Lebens.
Mit dem sechsten Schritt wollen wir darum versuchen, durch einen anderen Blickwinkel aufs Leben, wieder mehr von diesen schönen und spannenden Momenten einzufangen.

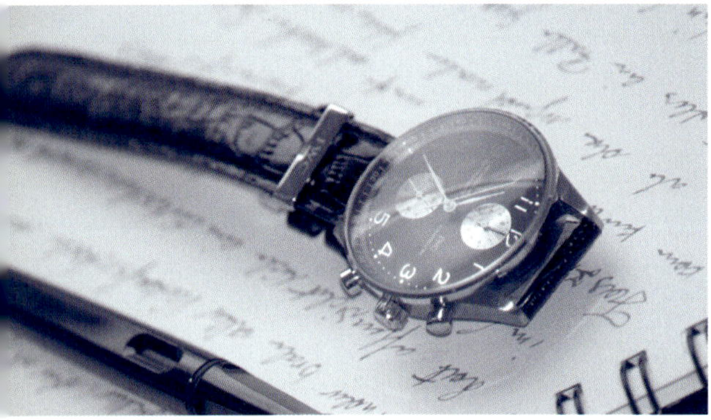

Sagen Sie nicht, dass das nicht geht. Denn nur dadurch, dass wir in den vergangenen Wochen die Dinge aus einem anderen Winkel betrachtet haben, haben wir schon vieles in unserem Leben verändert:

- Wir schaffen es, auf die Stimme unseres Köpers zu hören und
- uns nach unserer inneren Uhr zu richten.

Wir haben erfahren, dass

- unser Körper zum richtigen Zeitpunkt Hunger anmeldet und
- dass wir uns wieder auf zwei genussvolle Mahlzeiten pro Tag freuen können.

Wir schwingen im Takt unseres körpereigenen Rhythmus´ und sind im „Gleichgewicht".

Wann haben wir zuletzt ein so ausgezeichnetes Körpergefühl erlebt?

Wir haben diese Erfahrungen machen können, weil wir viele kleine Schritte in eine andere Richtung gegangen sind als vorher! Anfangs vielleicht ein bisschen skeptisch, haben wir mit jedem weiteren Schritt an uns selbst erfahren, wie gut uns das tut!

Wir wissen natürlich, niemand kann über Nacht sein Leben ändern. Jeder von uns kennt das: für eine gewisse Zeit war man erfolgreich, aber plötzlich kommt man – im wahrsten Sinne des Wortes – wieder aus dem Rhythmus.

Der größte Gegenspieler zu unserem Biorhythmus ist **der Gusto.** Wir kennen das alle, die Selbstkontrolle in der Fastenphase lässt nach, die Lust auf Essen wird unerträglich und es kommt zu dem Gefühl: „Ich bin nicht konsequent!"

Wir sollten in solchen Situationen nicht gleich verzweifeln oder gar das Handtuch werfen. Vergessen Sie nicht:

Der Mensch als Einheit zwischen Seele und Körper kann niemals wie eine Maschine funktionieren.

Solche Zeiten, in denen der Rhythmus nicht eingehalten werden kann, sind normal. Seien Sie darauf vorbereitet und haben Sie deswegen keine Schuldgefühle.

Einbruch ist nicht gleich Zusammenbruch.
Gestehen wir uns das zu!

Zum Beispiel bei **Gusto-Anfällen.**

Jeder kennt das Gefühl, und jeder von uns weiß eigentlich auch, dass Gusto kein richtiger Hunger ist, sondern eher ein „Hilfeschrei" unseres Körpers oder unserer Seele. Beobachten Sie sich selbst, und machen Sie sich bewusst, wann Sie dieses Defizit spüren. In welchen Situationen treten diese Gustoanfälle auf? Kennen Sie nämlich die Ursache Ihrer „Einbrüche", können Sie gezielt dagegen steuern. Im Laufe der Zeit entwickeln Sie dann von selbst für diese eingelernten Verhaltensweisen Gegenkonzepte.

Sie erkennen, dass essen nicht die einzige Lösung ist.

Seien Sie ehrlich zu sich selbst, haben Sie in letzter Zeit genug getrunken?

Bei den meisten Gustoattacken haben wir nämlich keinen Hunger. Es ist eher ein **Pseudohunger.** Eigentlich haben wir nämlich einen **Flüssigkeitsmangel** und sind durstig. Sie sehen jetzt, warum es so wichtig ist, über den Tag genug zu trinken. Durch eine Hand voll Wasser oder auch eine Tasse Tee können wir uns darum sehr wirkungsvoll vor solche Attacken schützen! Über die Jahre haben wir darüber hinaus gelernt, uns für ganz bestimmte Situationen dadurch zu belohnen, dass wir essen. Zum Beispiel in Stressmomenten mit Süßigkeiten, die dann ein körperliches Glücksgefühl erzeugen. Dass das nicht lange anhält, wissen wir. Richtig „belohnen" würden wir uns darum, indem wir ein echtes Glücksgefühl erzeugen.

Dieses Glücksgefühl können wir zum Beispiel durch eine **positive Ablenkung** erreichen: dadurch, dass wir uns etwas Schönes kaufen, das nächste spannende Kapitel aus unserem Buch lesen oder zehn Minuten an die frische Luft gehen. Achten Sie darauf, wie gut Bewegung bei einem Gustoanfall wirkt.

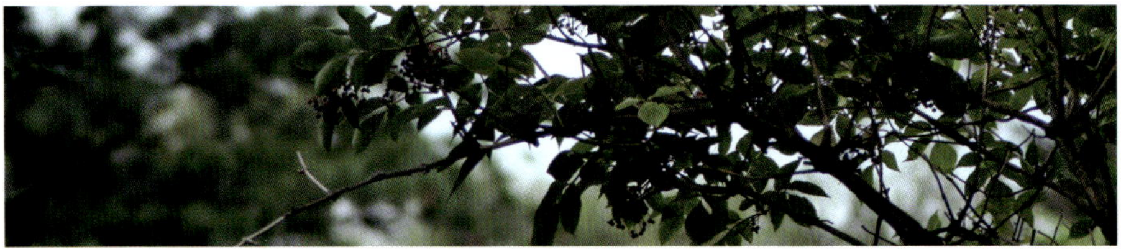

Das beste Beispiel, um den Erfolg einer positiven Ablenkung zu veranschaulichen, hat uns eine Kursteilnehmerin berichtet:

Frau B., eine 30-jährige, berufstätige junge Mutter von zwei Kindern, erzählte uns folgendes:

„Wochenlang versuchte ich am Abend nichts mehr zu essen, aber es ist mir nach stressigen Tagen im Büro passiert, dass ich einfach essen musste. Dann geschah eines Abends folgendes: Mein Mann und ich wollten ins Kino gehen um einen Film, auf den ich mich schon lange gefreut hatte, zu sehen. Pünktlich um 20 Uhr bekam ich jedoch einen Gustoanfall. Da wir allerdings schon spät dran waren, hatte ich keine Zeit mehr, um etwas zu essen. Wir beschlossen darum nach dem Kinobesuch essen zu gehen. Als der Film vorbei war, bemerkte ich jedoch, dass der Gusto verschwunden war. Ich konnte sehr gut schlafen und meine Fastenphase einhalten."

Frau B. hat sich nach diesem Erlebnis eine Liste erstellt, auf der sie alle Dinge notierte, die ihr Spaß machen und konnte ihr Gewicht dadurch deutlich verringern. Solche einfachen Belohnungen, mit denen wir uns positiv und bewusst „ablenken" oder auch Stress abbauen, können zum Beispiel sein:

- Eine spannende DVD oder ein schöner Film auf Video (keine Werbeunterbrechungen stören)
- Eine CD mit ihrer Lieblingsmusik. Gehen Sie in ein Musikgeschäft und stöbern Sie doch ein bisschen herum
- Ein spannendes Buch (gehen Sie doch wieder einmal in die Buchhandlung)
- Theater-, Konzert- oder Kinobesuche
- Vielleicht erinnern Sie sich wieder an ein altes Hobby ...
- ... oder besuchen Sie alte Freunde.

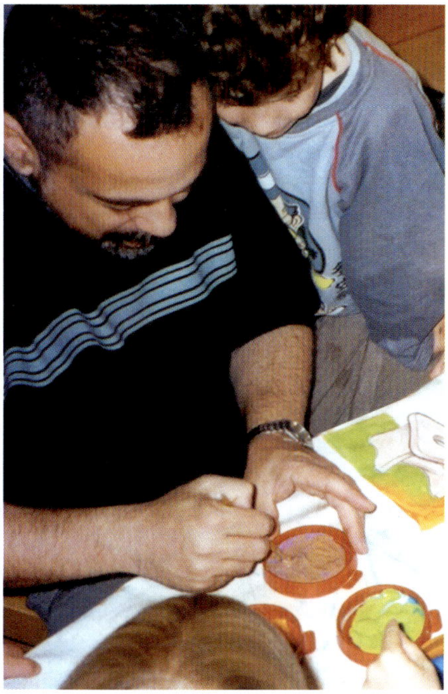

Sie werden bemerken: **der Gusto nimmt innerhalb kürzester Zeit ab.**
Ein spannendes Buch am Abend kann die Glückshormone in unserem Gehirn sogar mehr anheben als ein reichliches Essen. Wir werden in eine andere Welt entführt, in die unsere Alltagssorgen und der Alltagsstress keinen Zutritt haben. Ein schöner oder spannender Film hat den gleichen Effekt.

Wir haben ja am Anfang dieses Kapitels gesagt, dass wir herausfinden wollen, wie wir die schönen Seiten unseres Alltags mehr entdecken können.
Je nach Stimmungslage die richtige Musik auflegen zu können ist eine wunderbare Sache. Gerade auch am Ende eines stressigen Tages, um sich für zehn bis 15 Minuten zurückzuziehen.
Eine beruhigende Musik wirkt Wunder! Vielleicht machen Sie ja Ihre Entspannungsübungen dazu. Sie sind müde

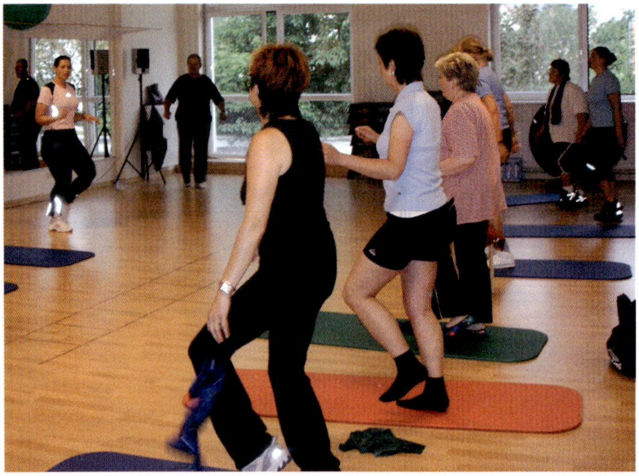

In guter Gesellschaft ist alles einfacher ...

und abgespannt, wollen aber noch die Bewegungsübungen machen? Dann legen Sie doch eher eine stimulierende Musik auf. Sie werden sehen, wie die Musik Ihnen auf die Beine hilft.

- Wovon träumen Sie, was sind ihre innersten Wünsche?
- Was ist mit Ihrem Hobby?
- Wollten Sie nicht ein Musikinstrument spielen, töpfern, tanzen oder eine Fremdsprache erlernen?

Denken Sie daran: Ihrer Fantasie sind keine Grenzen gesetzt. Das Leben kennt unendliche Möglichkeiten. Und daraus ergeben sich unzählige Kombinationen. Seien Sie neugierig und probieren Sie das aus! Entdecken Sie Bereiche in Ihrem Leben, die Sie tatsächlich „bereichern" können.

Trotz aller Tipps und Tricks kann es immer wieder zu Einbrüchen kommen. Wenn Sie mit dem Gedanken spielen aufzugeben, denken Sie an Folgendes:

Wenn Sie als kleines Kind bei den ersten Stürzen liegen geblieben wären, hätten Sie niemals laufen gelernt.

Erfolgreich sein bedeutet: Einmal mehr aufstehen, als man hingefallen ist!

Gusto entsteht aber nicht nur durch innere Defizite, sondern auch durch Signale von Außen. Mit diesem Wissen gehen Sie einkaufen, dann kann auch das Überangebot der Supermärkte keine Verlockung mehr sein.

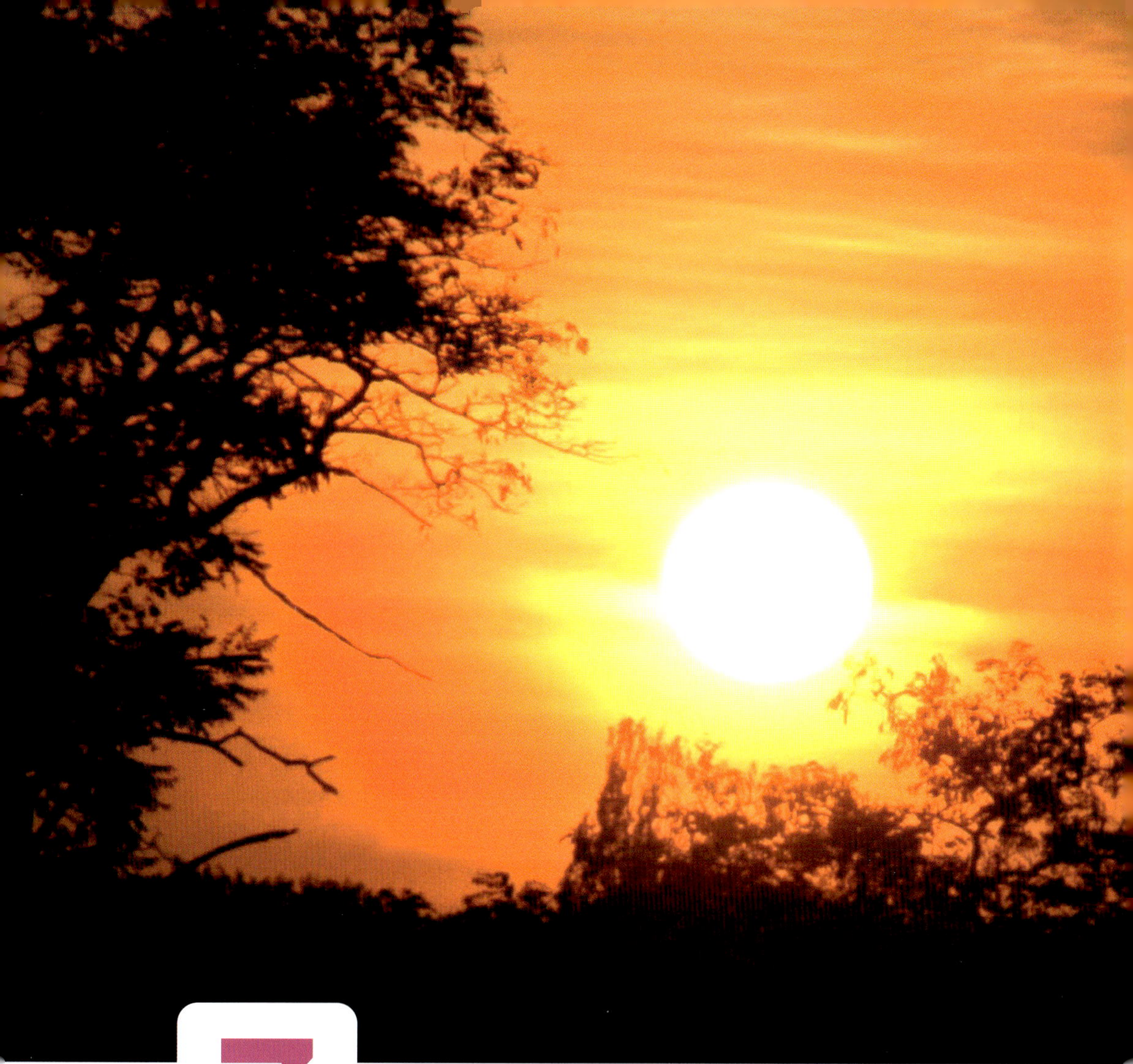

7 Lass Dein Ziel Dich finden

Stufe 7 - Teil 1

Erinnern Sie sich noch an das Gefühl, als Sie die ersten Zeilen dieses Buches gelesen haben?
Sie dachten vielleicht: „Ist das schon wieder so eine Diät, von denen ich schon einige erfolglos ausprobiert habe? Oder eines von den Bewegungsprogrammen, die ich nie durchhalten konnte?" Mit den nächsten Zeilen haben Sie dann bemerkt, dass es hier um etwas anderes geht, nämlich um eine Lebensschule zur Erlangung des Gleichgewichts:

Harmonie zwischen Körper und Geist wollen wir wieder hergestellt wissen!

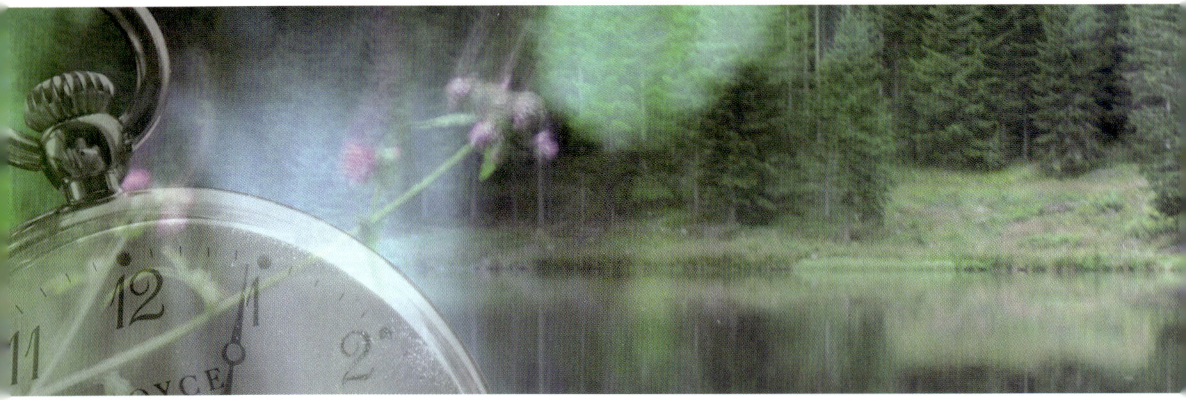

Das geht nicht von heute auf morgen, sondern viel besser **in vielen kleinen Schritten.**
Schließlich geht es darum, die Signale unseres Körpers wieder richtig zu verstehen. Dass wir wieder auf unsere innere Stimme vertrauen können, ein natürliches Gespür dafür bekommen, was gut und was nicht gut für uns ist.
Um das zu erreichen, hilft es, uns an die Geschichte mit dem Elefanten zu erinnern. Gar nichts bringt es nämlich, nur die Beine oder den Rumpf zu betrachten. Nur wenn wir ihn als ganzes betrachten, können wir erkennen, dass es sich um einen Elefanten handelt.

Auf uns selbst übertragen bedeutet dieses Beispiel: Es bringt uns gar nichts, wenn wir nur einzelne „Symptome" behandeln.

Erfolg haben wir nur, wenn wir unseren Körper ganzheitlich betrachten und so wieder ins Gleichgewicht bringen.

Darum ist es unser Anliegen, über kleine Schritte unseren Körper und uns selbst wieder stark zu machen. Und das nicht durch Gebote oder Verbote, sondern darüber, dass wir nicht gegen, sondern mit unserem Körper arbeiten.
Dadurch schaffen wir es, nicht nur in ein seelisches, sondern auch in ein körperliches Gleichgewicht zu kommen. Alles, was unharmonisch, aus dem Takt war, haben wir wieder in einen natürlichen Rhythmus zurückbringen können.
Heute können wir uns darauf verlassen:

- unser Hunger kommt zum richtigen Zeitpunkt

- wir stillen ihn durch die richtige Nahrung, die vom Körper zur Gänze verbrannt wird.

Haben wir das wirklich erreicht, dann haben wir unser Übergewicht nicht nur „behandelt", sondern im wahrsten Sinne **geheilt.**
Behandeln bedeutet nämlich, dass sich eine Erkrankung messbar bessert. Sie nehmen also ein paar Kilos auf der Waage für eine gewisse Zeit ab.
Heilen dagegen ist ein Prozess, der den Menschen in seiner Ganzheit wiederherstellt und das **für immer.**

In den zurückliegenden Monaten haben wir an uns selbst erlebt, wie wir durch die Einhaltung von Fastenphasen und eine einfache Bewegungsmaximierung unseren Körper zu einer effektiven „Fettverbrennungsmaschine" machen konnten.
Wir haben an uns erfahren, wie wohltuend „mentale Fitness" ist. Die konnten wir erreichen, indem wir gelernt haben mit einfachen Mitteln unseren Alltag zu optimieren und den Alltagsstress zu bewältigen. Alle diese kleinen Schritte hatten nur eines zum Ziel:

Dass Sie zu sich selbst und zu einem Ziel finden, das Sie erfüllt.

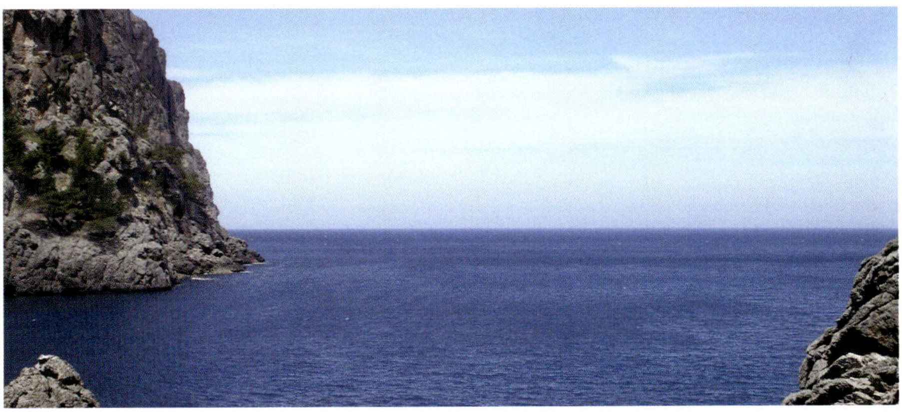

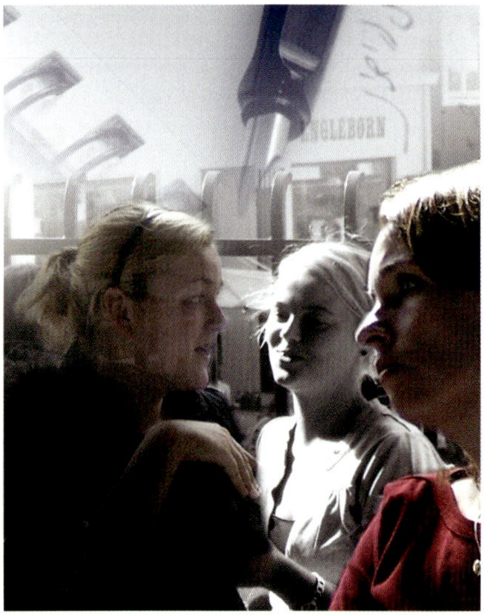

Ist das, was wir in diesem Buch beschreiben und einige von Ihnen in den letzten Wochen als persönliche Erfolgsgeschichte an sich selbst erlebt haben, verallgemeinerbar?

Trifft das auch auf mich zu, werden vielleicht einige von Ihnen fragen, die das Buch beim Hineinschauen gerade hier aufgeschlagen haben.

Wir wissen doch, wie unterschiedlich Menschen ihr Leben gestalten. Wie wichtig es ist, persönliche, berufliche und kulturelle Hintergründe zu berücksichtigen. Wie verschieden Lebenseinstellungen sein können, unsere Bedürfnisse und Wünsche. Das stimmt und ist das nicht wunderbar? Jeder Mensch ist eine andere Persönlichkeit. Jeder von uns hat andere Talente und Fähigkeiten. Hat andere Leidenschaften, Träume, Wünsche! **Aber leben wir auch danach?** Lassen wir unsere Fähigkeiten zur Geltung kommen? Pflegen wir unsere Leidenschaften?

Als Kind spürten wir alle diese in uns schlummernden Potentiale – weil wir noch den Mut hatten, von großen Zielen zu träumen. Mit jedem weiteren Lebensabschnitt haben wir ein bisschen davon aufgegeben und unsere Kraft zu träumen verloren. Genau die haben wir nun wieder entdeckt.

Wie schon Eleonore Roosevelt sagte:

„Die Welt gehört jenen Menschen, die an die Schönheit Ihrer Träume glauben."

Jeder Mensch besitzt diese Fähigkeit. Jeder Mensch kann leidenschaftlich lieben

und durch die Kraft der Liebe großes Glück erleben. Wir alle waren einmal in unserem Leben verliebt und kennen dieses unglaubliche Gefühl. Liebe und Leidenschaft sind die wichtigsten „Glücklichmacher" der Menschheit.
Inzwischen sind sie oft durch andere, künstliche Glücklichmacher aus der Nahrungsmittelindustrie ersetzt worden. Wir sollten erkennen, dass dieser Ersatz das „Original" im wahrsten Sinne des Wortes **nicht ersetzen kann.**
Darum geht es in diesem Buch auch unsere ursprünglichen „Glücklichmacher" wieder zu entdecken und uns wieder auf unsere leidenschaftliche Liebesfähigkeit zu besinnen.

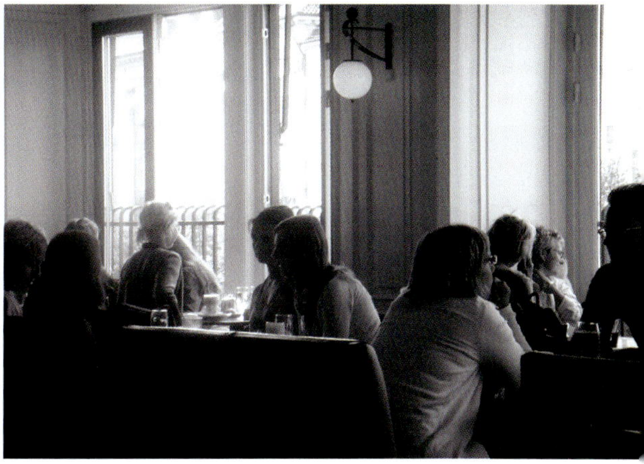

Der legendäre Wiener Psychiater **Viktor E. Frankl,** Begründer der Logotherapie, hat die Meinung vertreten, dass ein Großteil der psychischen Belastungen dadurch zu Stande kommen, dass die Menschen **den wahren Sinn ihres Lebens verloren haben.**
Wenn dieser Sinn wieder gefunden wurde, dann ist die Heilung vollständig. Dass es nur als junger, aktiver Mensch möglich ist, diese Ziele zu verwirklichen und es irgendwann zu spät sei, stimmt nicht. Viele Menschen aus unseren Kursen könnten Ihnen stundenlang über ihr wieder gefundenes Ziel berichten. So unterschiedlich wir auch sind, es ist für jeden von uns möglich.

Schütteln wir also unsere Alltagsroutine ab und geben wir unserem Leben wieder einen Sinn. Um noch einmal Viktor E. Frankl zu zitieren:

Die geistige Freiheit des Menschen, die man ihm bis zum letzten Atemzug nicht nehmen kann, lässt ihn auch noch bis zum letzten Atemzug Gelegenheit finden, sein Leben sinnvoll zu gestalten.

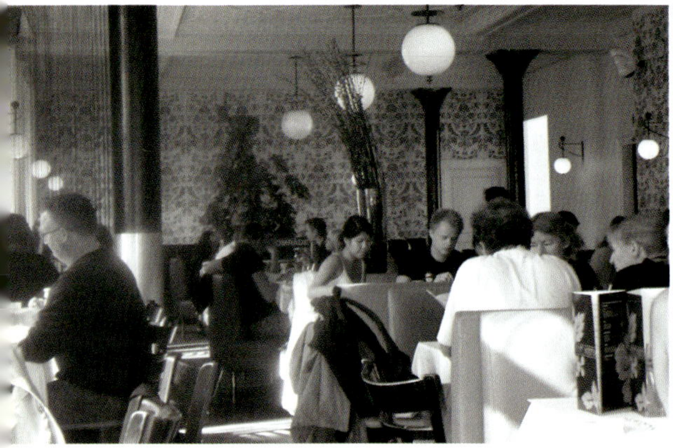

Eine Geschichte aus dem „wirklichen" Leben, die sehr gut veranschaulicht was wir meinen, ist die von einer Patientin aus einem unserer Kurse:

Die Dame war Pensionistin, Witwe und aus gesundheitlichen Gründen zu uns gekommen. Sie hatte in der Zeit, in der sie zu den Kursen kam, sehr gut abgenommen und als es zum Ende der siebenten Stufe ging, bemerkten wir bei ihr eine gewisse Mutlosigkeit. Nachdem wir ein bisschen nachgefragt hatten, erzählte sie uns, dass sie Angst hatte nach Ende des Kurses wieder alleine zu Hause zu sitzen, ohne Ziele und ohne in ihrer Gruppe zu sein. Sie befürchtete, nicht zu Unrecht, dass sie danach auch wieder zunehmen würde.
Wir haben sie danach befragt, woran sie denn interessiert sei, was sie gerne macht oder immer einmal gerne machen wollte. Zuerst wehrte sie alles ab, sie sei zu alt um etwas Neues anzufangen, es hätte ja keinen Sinn mehr, etc.
Nach weiteren zwei Wochen kam sie wieder zu uns und erzählte, dass sie nicht aufhören konnte über unser Gespräch nachzudenken. Dann fiel ihr wieder ihr Wunsch aus der Jugend ein, die italienische Sprache zu erlernen und Italien zu bereisen. Wie so oft wurde ihr Wunsch unterdrückt, nachdem sie geheiratet hatte, ihre Kinder groß zog und ihren Beruf

ausüben musste. Das wollte sie ändern und so meldete sie sich an der Volkshochschule für einen Italienischkurs an.
Nach einigen Wochen meldete sie sich bei uns ab, da sie zu einem längeren Sprachaufenthalt in die Toskana aufbrach. Wieder zurückgekommen, plante sie auch schon wieder die nächste Reise. Bis sie ganz ihre Wurzeln in Österreich abbrach und sich ein kleines Haus in der Toskana kaufte.
Sie arbeitet inzwischen für einen deutschen Reiseveranstalter und führt Seniorenreisegruppen, die sie für ihre neue Heimat begeistert. Ab und zu kommt sie uns besuchen und macht jedes Mal einen noch jüngeren und glücklicheren Eindruck!

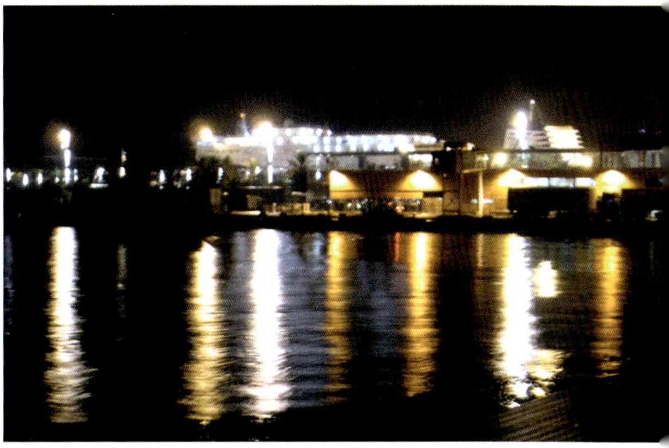

Haben auch Sie den Mut, ganz ohne Zwänge wieder zu träumen. **Es ist nie zu spät für die Erfüllung ihrer Träume!**

Schenken wir unseren Phantasien wieder mehr Aufmerksamkeit. Alles andere kommt dann wie von selbst!
Mit anderen Worten:

Lasse Dein Ziel Dich finden!

Wir wünschen viel Erfolg und Spaß bei „Stufe 7 - Teil 1" unseres Konzeptes.
Bitte schlagen Sie Ihr Buch an dieser Stelle zu und lesen Sie erst in 14 Tagen weiter.

Stufe 7 - Teil 2

Das größte Geheimnis ist das eigene Leben

Wir sind am Ende dieses Buches, im Anfang eines neuen Lebens. In der zurückliegenden Zeit hat sich sehr viel bewegt. Wir haben unseren Biorhythmus wieder gefunden, haben unsere innere Ruhe und Kraft wieder gefunden, bewegen uns zum richtigen Zeitpunkt, haben unseren Muskelapparat wieder stärken können, kochen uns zwei geschmackvolle Mahlzeiten nach dem Prinzip des Glykämischen Index, haben ein Gefühl für richtige Nahrungsmittel entwickelt, trinken ausreichend viel Wasser oder Tees und haben dadurch unsere Lebensfreude wieder entdeckt!

In den **sieben Stufen** haben wir erreicht

- 14 – 16 Stunden Fastenphase über Nacht oder 12 Stunden am Tag einzuhalten
- Fette und Kohlenhydrate möglichst zu trennen
- durch richtige Kohlenhydrate einen gesunden Stoffwechsel zu bewirken
- uns in Stresssituationen durch Entspannungsübungen zu helfen
- Ausdauerbewegung in der Fastenphase auszuüben
- mit Muskelaufbaubewegungen zu einem angenehmen Körperempfinden zu kommen
- die Kraft des Wassers für uns zu nutzen.

Wir kaufen herrlich ein, genießen geschmackvolle Mahlzeiten, freuen uns alle zwei Stunden auf eine Hand voll Wasser, haben Freude an unserem Alltag und Treppen zu unseren Freunden gebaut, haben Spaß an positiven Ablenkungsstrategien, träumen wieder unsere Träume und verwirklichen sie.

Wir freuen uns mit Ihnen und darüber, Sie in einen neuen Lebensabschnitt begleiten zu dürften. Sie haben sich die wichtigsten Grundlagen für ein „leichteres" Leben angeeignet. Es liegt in Ihrer Hand, diesen Weg weiterhin zu beschreiten.

Haben Sie Fragen, können Sie uns jederzeit erreichen!

Freuen Sie sich über das, was Sie geschafft haben. Sie haben sich bewiesen, dass Sie stark genug sind, eine solche Veränderung zu bewirken. Halten Sie nun daran fest und belohnen Sie sich mit einem erfüllteren Leben.

Denken Sie an die berühmten Worte von
Jules Verne:

Alles was der menschliche Geist erfassen kann, kann auch erreicht werden.

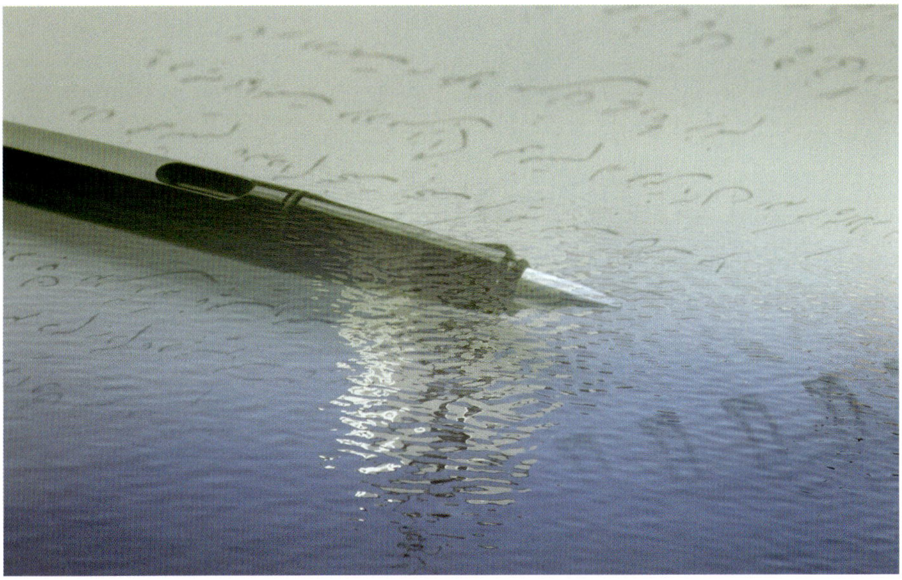

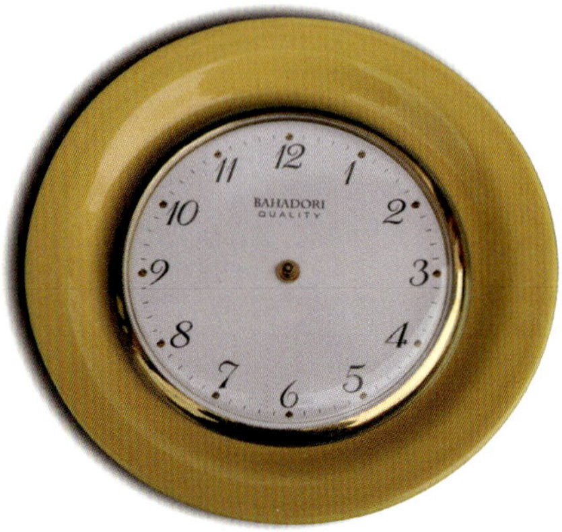

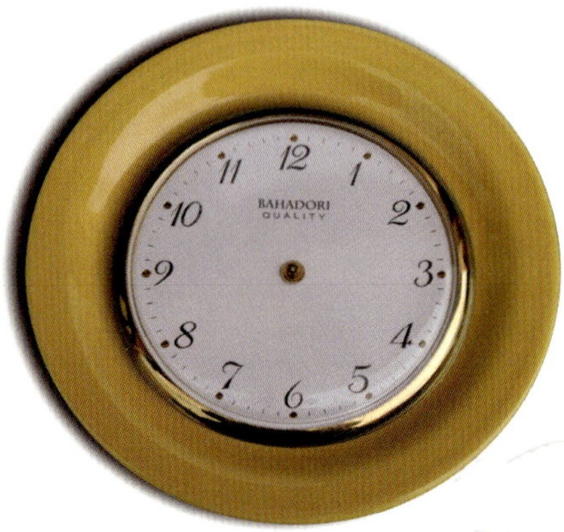

Markieren Sie den Beginn und das Ende Ihrer Fastenphase mit zwei Uhrzeigern. Z.B. Abendessen um 17.00 Uhr, danach Beginn der Fastenphase.
Kontrollieren Sie, ob Sie auf 12 Stunden tagsüber oder auf 14 – 16 Stunden in der Nacht kommen.
Tipp: tragen Sie gleichzeitig Ihre täglichen Schritte in das Feld unter jeder Uhr ein.

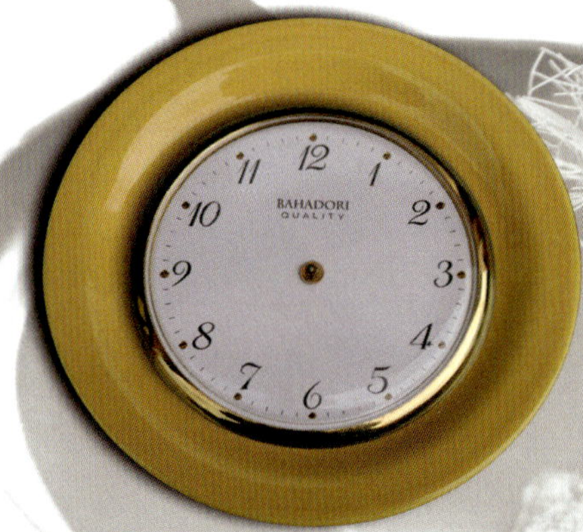

Bemerkungen

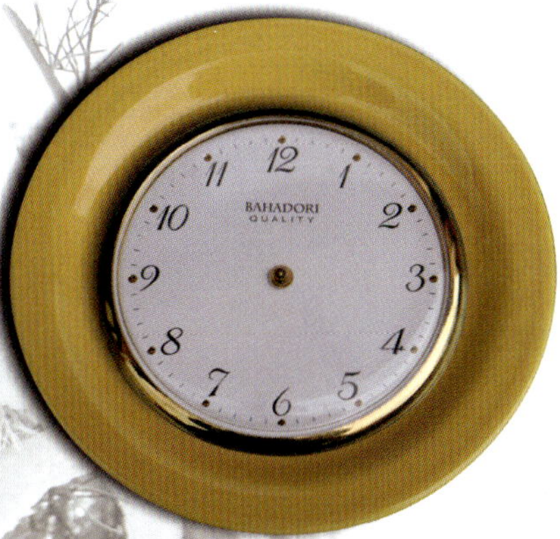

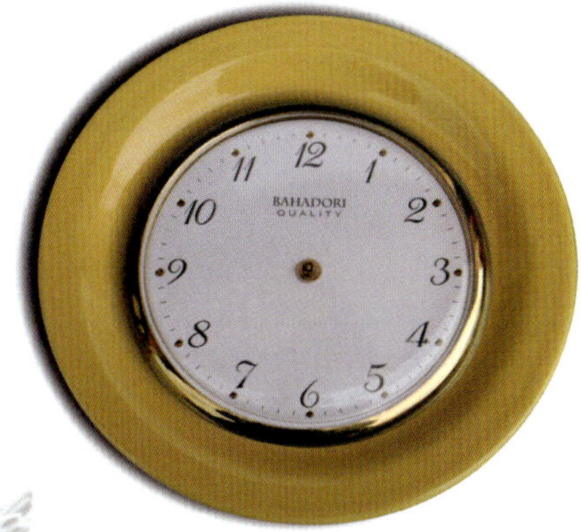

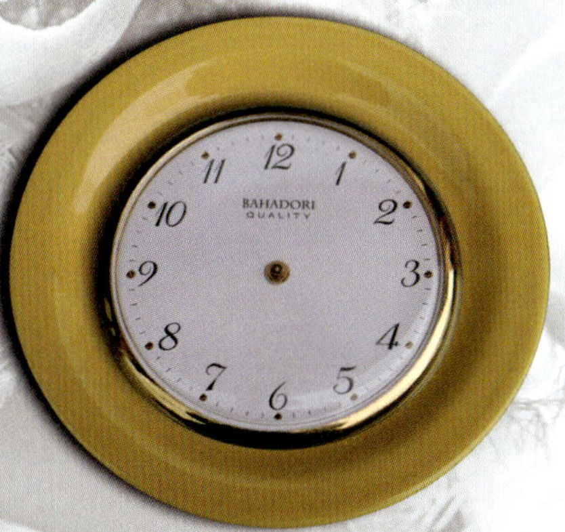

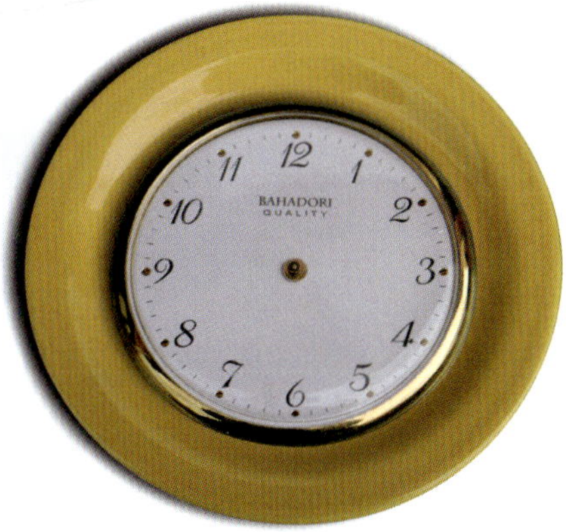

Bemerkungen

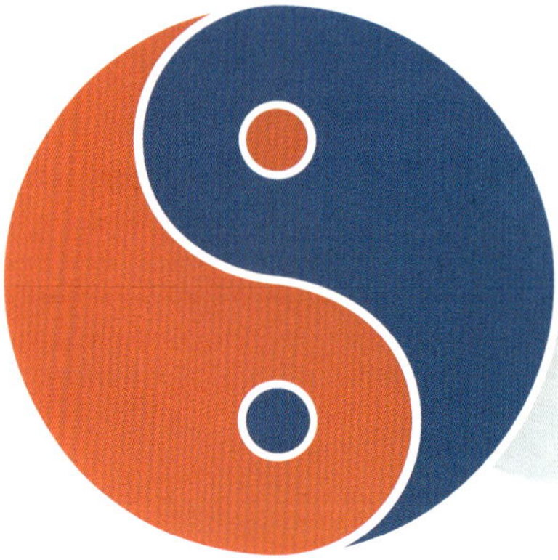

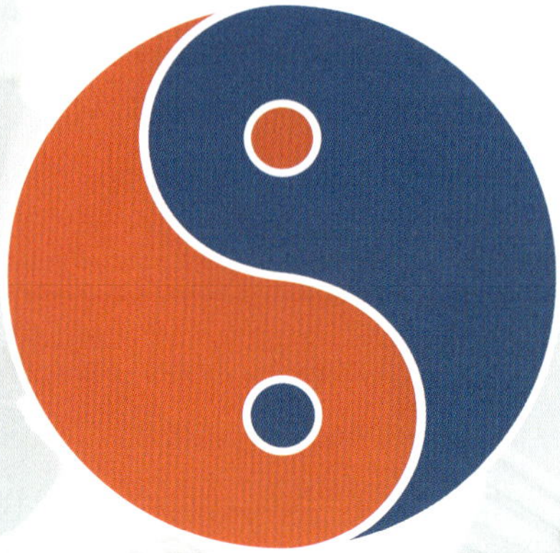

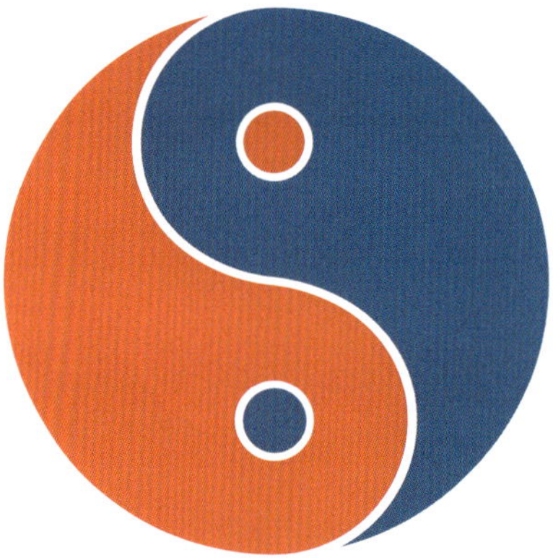

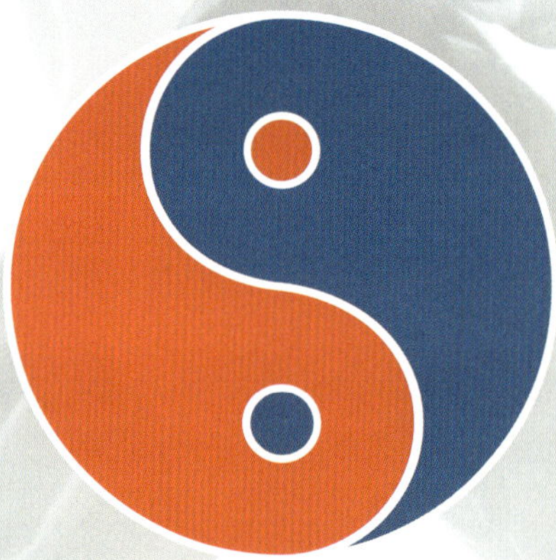

Bemerkungen

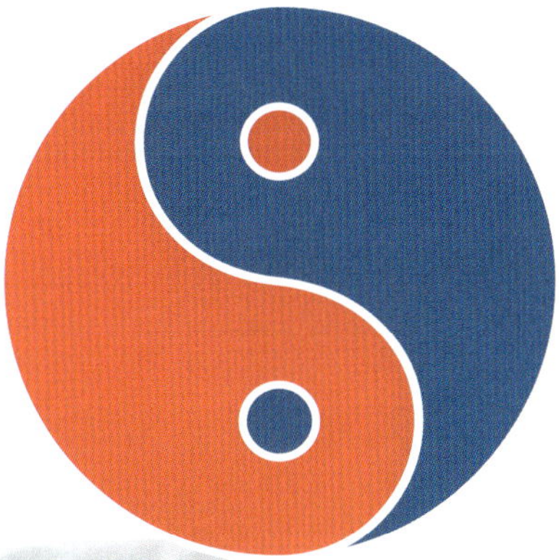

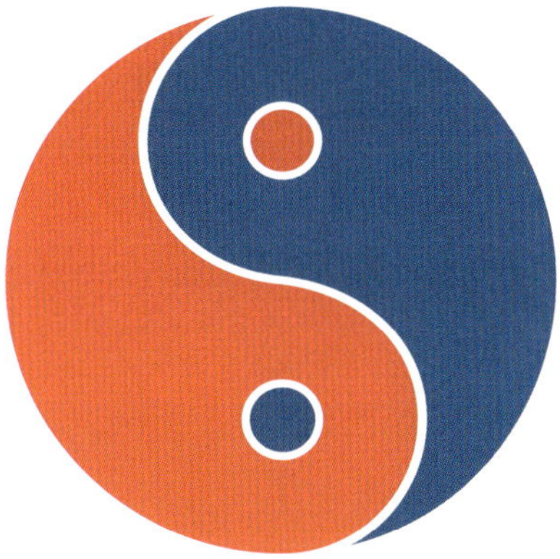

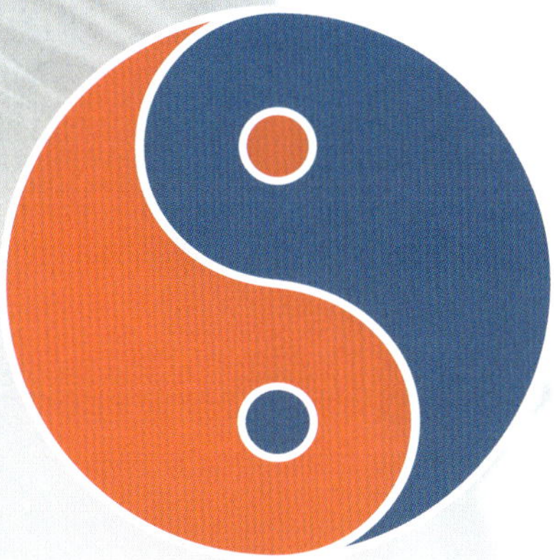

Das hier ist eine Kopiervorlage und dient zur Überprüfung Ihrer Bewegungseinheiten. **Blau** steht für eine Ausdauerbewegung und **Rot** für Muskelaufbau. Nach jeder Trainingseinheit machen Sie ein Kreuz im zutreffenden Bereich. So können Sie am Ende der Woche den Verlauf des Programmes gut überblicken.

Im Feld unter jedem Yin-Yan-Zeichen können Sie das Datum eintragen.

Bemerkungen

Nüsse – Tabelle

Nüsse mit mittlerem Fettgehalt		Nüsse mit hohem Fettgehalt	
Kokosnuss	36%	Haselnuss	61%
Cashewnuss	42%	Paranuss	67%
Erdnuss	48%	Macadamianuss	73%
Pistazien	51%		
Mandel	54%		

Tipp: Maroni enthalten nur 2 Prozent Fett und bestehen zu knapp 50 Prozent aus Wasser!

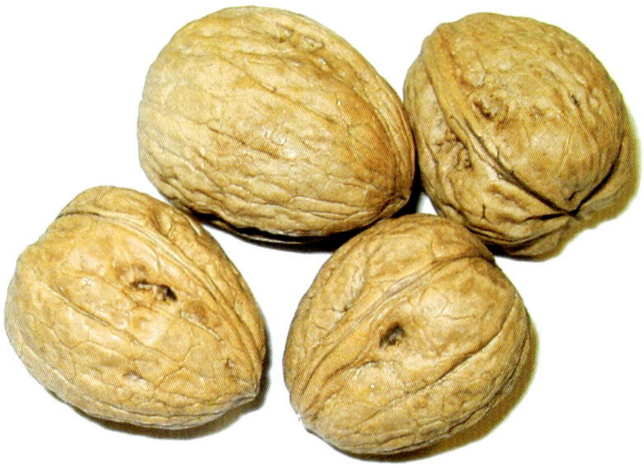

Literaturliste

(1) McCarty MF et al. Neuroprotective potential of the Bahadori leanness programme: a "mini-fast with exercise" strategy. Med Hypotheses 2007;68(5):935-40.

(2) Tikoo K et al. Intermittent fasting prevents the progression of type I diabetic nephropathy in rats and changes the expression of Sir2 and p53. FEBS Lett 2007 March 6;581(5):1071-8.

(3) Halagappa VK et al. Intermittent fasting and caloric restriction ameliorate age-related behavioral deficits in the triple-transgenic mouse model of Alzheimer's disease. Neurobiol Dis 2007 April;26(1):212-20.

(4) Sarraf-Zadegan N et al. The effect of fasting in Ramadan on the values and interrelations between biochemical, coagulation and hematological factors. Ann Saudi Med 2000 September;20(5-6):377-81.

(5) Thomas-Moya E et al. Time-dependent modulation of rat serum paraoxonase 1 activity by fasting. Pflugers Arch 2007 March;453(6):831-7.

(6) Aksungar FB et al. Interleukin-6, C-reactive protein and biochemical parametrs during prolonged intermittent fasting. Ann Nutr Metab 2007;51(1):88-95.

(7) Martin B et al. Caloric restriction and intermittent fasting: two potential diets for successful brain aging. Ageing Res Rev 2006 August;5(3):332-53.

(8) Mager DE et al. Caloric restriction and intermittent fasting alter spectral measures of heart rate and blood pressure variability in rats. FASEB J 2006 April;20(6):631-7.

(9) Shen XD et al. Physiological and biochemical effects of intermittent fasting combined with hunger-resistant food on mice. Zhong Xi Yi Jie He Xue Bao 2006 November;4(6):589-92.

(10) Lee J et al. Interferon-gamma is up-regulated in the hippocampus in response to intermittent fasting and protects hippocampal neurons against excitotoxicity. J Neurosci Res 2006 June;83(8):1552-7.

(11) Ahmet I et al. Cardioprotection by intermittent fasting in rats. Circulation 2005 November 15;112(20):3115-21.

(12) Descamps O et al. Mitochondrial production of reactive oxygen species and incidence of age-associated lymphoma in OF1 mice: effect of alternate-day fasting. Mech Ageing Dev 2005 November;126(11):1185-91.

(13) Halberg N et al. Effect of intermittent fasting and refeeding on insulin action in healthy men. J Appl Physiol 2005 December;99(6):2128-36.

(14) Mattson MP. Energy intake, meal frequency, and health: a neurobiological perspective. Annu Rev Nutr 2005;25:237-60.

(15) Aksungar FB et al. Effects of intermittent fasting on serum lipid levels,

coagulation status and plasma homocysteine levels. Ann Nutr Metab 2005 March;49(2):77-82.

(16) Mattson MP et al. Beneficial effects of intermittent fasting and caloric restriction on the cardiovascular and cerebrovascular systems. J Nutr Biochem 2005 March;16(3):129-37.

(17) Anson RM et al. Intermittent fasting dissociates beneficial effects of dietary restriction on glucose metabolism and neuronal resistance to injury from calorie intake. Proc Natl Acad Sci U S A 2003 May 13;100(10):6216-20.

(18) Wan R et al. Intermittent fasting and dietary supplementation with 2-deoxy-D-glucose improve functional and metabolic cardiovascular risk factors in rats. FASEB J 2003 June;17(9):1133-4.

(19) Mattson MP et al. Meal size and frequency affect neuronal plasticity and vulnerability to disease: cellular and molecular mechanisms. J Neurochem 2003 February;84(3):417-31.

(20) Berrigan D et al. Adult-onset calorie restriction and fasting delay spontaneous tumorigenesis in p53-deficient mice. Carcinogenesis 2002 May;23(5):817-22.

(21) Rocha NS et al. Effects of fasting and intermittent fasting on rat hepatocarcinogenesis induced by diethylnitrosamine. Teratog Carcinog Mutagen 2002;22(2):129-38.

(22) Kozubik A et al. Protective effect of intermittent fasting on the mortality of gamma-irradiated mice. Strahlentherapie 1982 December;158(12):734-8.